U0381979

2019年国家社会科学基金青年项目"'全民健康覆盖'进程中家庭医生制度供需错配及其纠偏机制研究"（编号：19CGL061）阶段性成果

中国基本医疗
卫生制度改革研究

叶　俊◎著

中国社会科学出版社

图书在版编目(CIP)数据

中国基本医疗卫生制度改革研究/叶俊著. —北京：中国社会科学出版社，2021.6

ISBN 978 - 7 - 5203 - 9025 - 5

Ⅰ.①中… Ⅱ.①叶… Ⅲ.①医疗保健制度—体制改革—研究—中国 Ⅳ.①R199.2

中国版本图书馆 CIP 数据核字 (2021) 第 176171 号

出 版 人	赵剑英	
责任编辑	王 曦	
责任校对	殷文静	
责任印制	戴 宽	

出 版	中国社会科学出版社	
社 址	北京鼓楼西大街甲 158 号	
邮 编	100720	
网 址	http://www.csspw.cn	
发 行 部	010 - 84083685	
门 市 部	010 - 84029450	
经 销	新华书店及其他书店	

印刷装订	北京君升印刷有限公司
版 次	2021 年 6 月第 1 版
印 次	2021 年 6 月第 1 次印刷

开 本	710 × 1000 1/16
印 张	13.75
插 页	2
字 数	192 千字
定 价	78.00 元

凡购买中国社会科学出版社图书，如有质量问题请与本社营销中心联系调换

电话：010 - 84083683

摘　　要

　　健康作为公众的一项基本权利，人人需要且不可或缺。卫生保健制度是人类生存权、健康权和发展权的重要保障，直接关系到社会的稳定和国家的长治久安。自新中国成立以来，我国基本医疗卫生制度经历了萌芽、形成、成长、构建四个历史发展时期，逐步建立起公共卫生、医疗服务、医疗保障、药品供应保障四大制度体系。2009 年 3 月，《中共中央国务院关于深化医药卫生体制改革的意见》中明确提出，把基本医疗卫生制度作为公共产品向全民提供，以社会公众普遍反映的"看病难、看病贵"为问题导向，以"保基本、强基层、建机制"为改革原则，努力实现"人人享有基本医疗卫生服务"的目标。"基本医疗卫生制度"的提出是中国自改革开放以来第一次把社会民生建设问题摆到"基本制度"的政治高度。不可否认，自新医改以来，我国政府在制度设计和政策推进中坚持的价值立场和改革方向是正确的。基本医疗卫生制度的建立符合中国共产党"立党为公、执政为民"的执政理念，也集中体现了国家"实现好、维护好、发展好最广大人民的根本利益"的政治意志。

　　然而，我国现行基本医疗卫生制度在运行中仍存在一些不足和有待完善的地方，主要可以归纳为两个层面：一是结构性问题。在供需结构方面，卫生资源配置不合理引致"看病难、看病贵"问题凸显；在服务结构方面，基层服务能力薄弱和城市大医院负担过重；在利益结构方面，基本医疗服务提供体系、基本药物供应保障体系和基本医疗保险体系单兵突进，利益格局不均衡。二是具体性问题。虽然改革整体方向明确，但是基本医疗服务提供体系、基本药物供应保障体系和基本医疗保险体系之间的阶段性任务不明确，政府主导不足与市场作用欠佳，公立医院的公益性和积极性难以平衡，卫生行政管理体制不健全，不同人群受益不均，健康保障欠公平。以上种种问题的存在影响了基本医疗卫生制度的良性发展，导致"人人公平地享有基本医疗卫生服务"的目标难以实现。那么，究竟如何选择基本医疗卫生制度改革模式？如何实现卫生资源在城乡之间、区域之间以及人群之间的合理配置？如何缓解现阶段公众"看病难、看病贵"问题？如何消解基本医疗卫生制度"割裂化"发展的路径锁定？如何更好地建设覆盖城乡居民的基本医疗卫生制度？如何构建"人人公平地享有基本医疗卫生服务"的制度框架和可行的深化路径呢？以上这些问题都需要从中国国情、现阶段制度运行问题以及制度发展规律等多方面总体把握和考量。我国基本医疗卫生制度改革的基本价值立场就在于努力实现社会公众获得基本医疗卫生服务的机会公平、过程公平以及结果公平，最终尽可能缩小人群间健康差异。而这一目标的实现离不开基本医疗卫生制度体系内基本医疗服务提供体系、基本药物供应保障体系、基本医疗保险体系之间的相互协作和整体统筹。

首先，本书以基本医疗卫生制度为特定的研究对象，通过文献研究法、数据分析法以及归纳分析法在定量的基础上进行定性分析，兼顾理论和实证分析，重点剖析基本医疗卫生制度运行中存在的不足以及问题形成的根源，进而展开以"三医联动"推进基本医疗卫生制度结构性整合的必要性、可行性和合理性分析；其次，通过比较分析法对国内部分地区"三医联动"的先行试点模式进行比较，从中获取对我国基本医疗卫生制度改革深化的经验和启示；最后，在正义理论和协同理论的指引下，从制定价值目标、加强顶层设计、完善治理结构以及提供制度保障等方面，试图给出一条适合中国国情的基本医疗卫生制度深化改革的路径。

目　录

导　　论

第一节　问题的提出

一　选题背景

世界卫生组织（WHO）提出：健康是一种基本人权，达到尽可能的健康水平，是世界范围内的一项重要社会性目标。[①] 人类全面发展的前提是健康，这也是经济社会发展的基本条件和根本目的。公平正义是社会和谐稳定的基石，是一切制度安排的价值依归。罗尔斯在《正义论》中指出：所有的社会基本价值——自由和机会，收入和财富、自尊的基础——都要平等地分配，除非对其中一种或所有价值的一种不平等分配合乎每一个人的利益。[②] 卫生正义要求卫生保健制度的改革与发展能够尊重每一位社会成员的基本健康权利。因而，国际社会普遍将国民健康素质作为一个国家经济社会发展水准的重要指标综合反映。自 20 世纪 90 年代以来，联合国开发计划署把健康纳入了"人类发展指数"的首要任务之一，并制定了第一份《人类发展报告》。

新中国成立后，尤其在 1978 年改革开放以来，我国医药卫生事业

---

① World Health Organization, Equity in Health and Health Care, a WHO/SIDA Initiative. WHO, *Geneva*, 1996：1.

② ［美］约翰·罗尔斯：《正义论》，何怀宏等译，中国社会科学出版社 1988 年版。

得以迅速发展并获得了为世界赞誉的改革成就。例如，建立起了覆盖城乡全体居民的医疗服务提供体系，疾病预防与控制能力日益增强，基本医疗保险所覆盖人群逐步扩大且其保障水平随之提升，药品生产流通体系得以完善，基本药物制度在基层医疗机构稳步推进，社会公众的健康诉求较大程度上得以满足且健康水平也显著改善，人群健康的主要指标位居发展中国家前列。2003 年我国在控制和抗击特大公共卫生事件——SARS 疫情上取得了较大成功，此后中央和各级地方政府加大了对公共卫生和基层卫生财政投入，农村的县、乡、村三级医疗服务网和城市以社区卫生服务中心（站）为代表的基层医疗服务机构得以快速壮大，除城镇职工基本医疗保险之外，新型农村合作医疗和城镇居民基本医疗保险先后建立，扩大了基本医疗保险制度的覆盖人群。

早在 2006 年 10 月，党的十六届六中全会就通过了《中共中央关于构建社会主义和谐社会若干重大问题的决议》，把提高全体公民的健康素质作为建设小康社会的一个重要目标，"加强医疗卫生服务、提高人民健康水平"成为和谐社会建设的一个重要方面。随后，党的十七大报告也着重强调提出"健康是人全面发展的基础"。人人享有基本医疗卫生服务不仅全面表达出医药卫生事业与经济社会统筹发展的内在联系，也是国家和政府"以人为本""全心全意为人民服务"的根本执政理念。鉴于健康在促进经济社会和人的全面发展中的基础性作用，维护国民的健康公平也就成为一个国家实现社会公平正义的首要任务。

2009 年新医改中的《中共中央国务院关于深化医药卫生体制改革的意见》（以下简称《意见》）明确指出，以维护人民健康为中心，坚持把保障人民健康权益放在首位，坚持医药卫生事业的发展以为人民健康服务为价值导向。同时，新医改明确规定，未来 3 年仅支持五项重点改革，即建立基本医疗保险制度、建立国家基本药物制度、健全基层医疗卫生服务体系、促进基本公共卫生服务逐步均等化和推进公立医院改革，中央和地方各级财政投入将达到 8500 亿元。从国家顶层设计上，政府把基本医疗卫生制度作为公共产品向全民提供；在卫生政策具体执行中，以"人人公平地享有基本医疗卫生服务"作为制度制定和政策执行的出发点和落脚点，通过初步形成基本医疗卫生制度框架，再到基本医疗保险制度的健全、基本医疗服务提供体系的完善以及基本药物供应保障体系的规范都要遵循公益性的价值目标，最终为全体社会成员提供优质、低廉、有效、安全的基本医疗卫生服务。我国政府表达了到 2020 年建立覆盖城乡居民的基本医疗卫生制度的政治承诺，这也是我国卫生事业发展从理念到体制机制的重大创举。我国基本医疗卫生制度提出的初衷在于以保障公众的健康权利为价值导向，通过合理使用国家所掌握的公共权力和有效的制度安排来消解现阶段被国民所诟病的"看病难、看病贵"问题，从而满足社会公众对基本医疗卫生服务的需求，最终提高国民整体健康水准。

自新医改实施以来，我国政府加快推进基本医疗保险制度、国家基本药物制度、基层医疗卫生服务体系、基本公共卫生服务逐步均等化以及公立医院改革在内的五项重点领域改革，最终使得基本医疗保险制度全面覆盖城乡居民，建成了世界上覆盖人口最多的健康保障安全网，基本医疗卫生可及性和服务水平明显提高，公众就医经济负担明显减轻，"看病难、看病贵"问题在一定程度上有所缓解。然而，随着改革的不断深入，我国医药卫生体制机制性弊端存在的问题也日益明显。当前中国卫生事业整体发展水平尚未能满足社会公众日益增长的健康需求，以及与经济社会统筹协调发展要求不相适宜的矛盾比较突出，具体表现在：区域之间、城乡之间、人群之间的卫生资源配置不均衡，卫生事业发展不平衡，健康水平存在一定差距；农村和城市的基层卫生服务机构服务能力尚不能满足当地居民就近就医的需求，而公立医院"以药养医"机制的存在和固化使得医药费用不断攀升，加上当前分级诊疗和双向转诊制度尚未健全，公众的就医需求和卫生资源配置的"倒三角形"，形成了大医院"门庭若市"、社区医院"门可罗雀"的就医局面，有限资源的利用效率较低；还有目前的基本医疗保险制度不健全，城镇职工基本医疗保险、城镇居民基本医疗保险以及新型农村合作医疗保险这三大保险的制度分割造成了人群间享有健康保障水平存在差异，社会公平性较差；另外，基本药物供应保障体系的不完善，医院旧有的管理体制和运行机制存在的弊端，政府财政投入不足和公共筹资结构不合理下公众个人就医经济负担过重。以上种种体制机制性问题共同促成了现阶段社会公众普遍反映的"看病难、看病贵"问题。

如何保障好全体国民的健康权利直接关系着一个国家和民族的未来，也日益成为政府治国理政的重要课题。中国是世界上人口最多的社会主义大国，其医药卫生体制改革的成败以及基本医疗卫生服务是否有效供给于民，不仅影响到国民整体健康素质，而且直接关系着整个国家和民族的繁荣昌盛以及经济社会的协调发展。只有不断深化医药卫生体制改革，完善我国基本医疗卫生制度改革，充分保障国民的健康权利以及不断提升国民健康水平，才能真正体现政府和执政党"为人民服务、对人民负责，以人民的需求为依归"的政治意志，这也是现代民主政府存在的合法性根基。[①]

党的十八大以来，以习近平同志为总书记的党中央将维护全民健康作为全面建设小康社会的长远发展目标，提出了"推进健康中国建设"的宏伟蓝图。2015 年 10 月 29 日，党的十八届五中全会通过《中共中央关于制定国民经济和社会发展第十三个五年规划的建议》，提出推进健康中国建设，深化医药卫生体制改革，理顺药品价格，实行医疗、医保、医药联动，建立覆盖城乡的基本医疗卫生制度[②]。我国现行的基本医疗卫生制度主要是由基本医疗服务提供体系、基本医疗保险体系、基本药物供应保障体系以及公共卫生服务体系所构成的相

[①]　李松晨：《整顿党的作风　全心全意为人民服务》，《中州学刊》1984 年第 1 期。

[②]　《中共十八届五中全会公报（全文）》，财新网，http://www.caixin.com/2015 - 10 - 29/100867990_ all. html#page2, 2016 年 3 月 1 日。

互协作和整体统筹的制度框架。2016 年 3 月 5 日，国务院总理李克强在作《政府工作报告》时表示，协调推进医疗、医保、医药联动改革①。这是"三医联动"从 2000 年的思想提出到第一次被写入《政府工作报告》。本书中的"三医联动"是指基本医疗服务提供体系、基本医疗保险体系、基本药物供应保障体系三者的联动改革，是为了弥合基本医疗卫生制度"割裂化"发展做出的一项制度安排。由于当前基本医疗服务提供体系、基本医疗保险体系、基本药物供应保障体系三者在具体运行中存在"割裂化"发展的制度性缺陷，最终阻碍了制度整体性的深入推进，直接损害了公众获得基本医疗卫生服务的公平性，降低了基本医疗卫生制度的运行效率。因此，探索以上三大制度之间的相互联动改革、提出"三医联动"改革，符合国家的政治意志，进而有了"三医联动"的出台，这也是本书所研究的一大重点和亮点，将是我国基本医疗卫生制度深入改革的一项艰巨任务。

同时，反思和审视现有的基本医疗卫生制度，由于价值导向的不明确、一些长期以来形成的体制机制性问题以及制度在具体运行中碰到的障碍性因素阻滞了我国新医改的深入推进，影响了基本医疗卫生制度最终的运行成效以及公众基本健康权利的获得。基本医疗卫生制度改革的本质在于将公平地获得基本医疗卫生服务作为公众最基本的权利，通过政府有效且合理的制度设计消除造成不平等的障碍性因素，从而满足公民的基本健康需要。这也是党的十八大报告中所提出的"健康是促进人的全面发展的必然要求"的题中应有之义。当代世界发展实践也证明，在国民经济快速发展之后，如何将经济成果转化成国民福利，通过公平、健全的卫生保健制度来增进国民健康福利，客观上已经成为国际社会的广泛共识和目标任务。

---

① 《"三医联动"首次被写入〈政府工作报告〉》，东方财富网，http：//mt. sohu. com/20160307/n439596162. shtml，2016 年 3 月 1 日。

二 研究价值与意义

首先，以关系国民健康权利和"看病难、看病贵"问题的基本医疗卫生制度为研究切入点，丰富和延伸了政治学的理论知识。本书运用正义理论，阐释了基本医疗卫生制度改革的应然性，丰富了政治哲学理论在医药卫生领域的应用，具有学术前沿性。除此之外，本书结合基本医疗卫生制度发展演变历程，剖析出制度推进中面临的障碍性因素；在协同理论的指引下，反思制度"割裂化"发展带来的公平和效率问题，刨根问底找出问题形成的根源；通过国内实证比较研究，以及理论系统性研究，探讨完善我国基本医疗卫生制度的现实路径，构思出制度改革的价值目标、治理结构、顶层设计以及制度保障等关键性因素，最终实现基本医疗卫生制度的理论创新与制度创新。

其次，基本医疗卫生制度的研究对现阶段消解公众看病就医问题具有重要的决策支持价值。本书以理论研究、专家咨询、比较研究和归纳分析为基础，结合我国实际国情、新医改的政策背景，对我国的基本医疗卫生制度运行中形成的结构性和机制性问题提出制度性思考，并深入探究导致问题产生的根源，进而探索完善制度的现实可行路径，为我国基本医疗卫生制度的长远发展以及卫生事业改革和发展提供决策支持。

最后，基本医疗卫生制度的研究对构建和谐社会具有重要的现实意义和实践指导价值。从坚持以人为本的科学发展观与构建和谐社会解决民生问题的角度出发，通过不断完善现有的基本医疗卫生制度，消解制度运行中的结构性和具体性问题，进而以顶层设计和具体对策来提高制度运行效率和社会公平性，最终为实现"基本医疗卫生制度的全民覆盖"和打造"健康中国"提出解决方案。同时，基本医疗卫生制度改革不仅是中国难题，也是世界性难题，探索符合中国国情的基本医疗卫生制度改革路径，也可以为世界其他国家的卫生保健制度改革提供参考。

第二节　文献综述

一　国内文献综述

（一）有关基本医疗卫生制度的基本内涵

目前，国内有关基本医疗卫生制度内涵的研究，主要从广义制度和狭义制度上来划分。广义上，基本医疗卫生制度被认定为维护和促进公民健康权利的一种制度保障；狭义上，从服务内容上讲，基本医疗卫生制度提供的是基本的公共卫生服务和基本医疗服务；从筹资结构上讲，基本医疗卫生制度被认为是基于国家、社会和个人合理分担的公共筹资模式；从服务提供上讲，基本医疗卫生制度强调了国家和政府的主导责任，以及基层医疗机构在提供基本医疗卫生服务中的基础性作用。马安宁等[①]从广义和狭义上对基本医疗卫生服务给出定义，即广义上的定义是凡能够促进健康、维护生命和防治疾病的服务都应是"基本医疗卫生服务"，而基本医疗卫生制度是作为国民健康权利的一种保障；狭义上，那些与我国社会主义初级阶段经济社会发展水平相适应的，国家、社会和个人能够合理分担的，充分体现公平、有效、价廉、安全、便利的医疗卫生服务则被纳入"基本医疗卫生服务"的概念范畴。胡善联[②]通过引入国际上全民覆盖（Universal Coverage）的观点，认为基本医疗卫生制度的含义较为宽泛，可以是人人能够支付得起的，凭借各种健康干预措施来获得基本的健康促进、预防、

[①]　马安宁等：《潍坊市普及基本医疗卫生制度实验研究的理论成果》，《中国初级卫生保健》2011 年第 1 期。

[②]　胡善联：《建设覆盖城乡居民的基本卫生保健制度的内涵和条件》，《中国卫生经济》2007 年第 7 期。

治疗和康复的，除了疾病诊治之外，还可以延伸到预防、保健和康复，进而实现卫生经费筹资的公平和卫生服务的公平可及；通过以上分析，最后得出基本医疗卫生制度的内涵是所有社会成员都有权利获得的卫生保健服务和基本的社会保障；具体从服务内容、组织形式来看，基本医疗卫生制度理应为城乡全体居民提供可获得的、基本的公共卫生服务和基本医疗服务。张晓阳[1]认为，基本卫生保健所采用的技术是适宜技术，所信奉的理念是"健康是人类的基本权利"，内在的核心价值是社会公平，所追求的目标是"人人享有健康"。雷海潮[2]更加精练地把基本医疗卫生服务内涵具体化为基本设施、基本药物、基本人力、基本技术以及基本服务规程5方面要素。梁鸿等[3]认为基本医疗服务具有普遍性、公平性、必需性，并把基本医疗卫生服务的范畴框定于由基层医疗机构所提供的（如社区卫生服务中心/站）疾病预防和初级诊疗服务。周寿祺[4]指出，基本卫生保健制度不仅仅是针对农村居民，而是面向城乡全体居民的初级卫生保健，具有广覆盖性和普惠性。无论从何种角度来界定基本医疗卫生制度的概念与内涵，制度内涵中所体现的公平性、普惠性和适宜性是国内学者较为普遍的共识。

（二）有关基本医疗卫生制度的价值取向

一项制度最重要的是正确认识其所蕴含的价值取向，我国基本医疗卫生制度的改革重在顶层设计背后价值理念的支撑。《中共中央国务院关于卫生改革与发展的决定》早在1997年就已经明确指出：我国

---

[1]　张晓阳：《基于社区卫生服务体系的基本卫生保健服务提供研究》，硕士学位论文，南京医科大学，2010年。

[2]　雷海潮：《实现人人享有基本医疗卫生服务的关键问题探讨》，《卫生经济研究》2008年第5期。

[3]　梁鸿、朱莹、赵德余：《我国现行基本医疗服务界定的弊端及其重新界定的方法与政策》，《中国卫生经济》2005年第12期。

[4]　周寿祺：《人人享有卫生保健不再遥远，更不是"乌托邦"》，《中国农村卫生事业管理》2007年第2期。

的卫生事业是政府实行的具有一定福利性政策的社会公益事项。马伟宁①指出医疗卫生改革是一个世界性难题：一是要保证医疗卫生服务平等、可及、高效、安全；二是要控制医疗费用与成本，平衡好医疗服务供给的公平和效率。张彦丽②从价值取向角度指出我国医疗卫生体制改革失败的原因在于过分市场化带来的逐利倾向，政府主导责任的淡化，卫生事业发展偏离公益性，社会效益被弱化，进而提出我国医药卫生事业发展始终要把实现广大人民群众公平、公正地享有健康权益作为基本伦理价值取向。王保真③认为，每位公民都有权公平地占有或享受疾病的预防性服务，都有权公平地获得质量优良、价格低廉的基本医疗卫生服务与药品。汪志强④认为政府在基本医疗卫生服务中的地位和责任是必须为人民群众提供价廉、方便、合理的基本医疗卫生服务，由此才能充分彰显人的基本健康权利以及执政党"立党为公、执政为民"的政治理念；同时，对比总结改革开放前政府计划下的"大卫生"模式和建立市场经济体制以来"市场化"导向的卫生改革模式，发现20世纪80年代的市场化改革方向导致我国"看病难、看病贵"问题的产生，不仅使国家财政投入效率不高，还大大降低了社会公平性，主要表现在卫生资源配置不均、个人医疗费用上涨过快和国民基本医疗保险待遇差距太大三个方面。也有不少学者引用公共服务均等化的概念，提出基本医疗卫生服务均等化的价值理念。汪志强⑤认为均等化是基本医疗卫生服务追求的核心，其是指使地区间、城乡间和个体间享有大致一样的基本医疗卫生服务；强调基本医疗卫生制度需要合理考

①　马伟宁：《英国国家卫生制度及其对我国基本医疗卫生制度改革的启示》，硕士学位论文，浙江大学，2009年。

②　张彦丽：《我国医疗卫生体制改革价值取向反思》，《实事求是》2013年第3期。

③　王保真：《"病有所医"与基本医疗卫生制度的构建》，《中国卫生资源》2008年第1期。

④　汪志强：《我国基本医疗卫生服务的困境及其纾解》，《湖北民族学院学报》（哲学社会科学版）2010年第3期。

⑤　汪志强：《冲突与回应：我国基本医疗卫生制度的优化研究》，《湖北行政学院学报》（哲学社会科学版）2010年第6期。

虑当前地区之间、城乡之间、人群之间差距的客观存在，保证社会成员都能够获得大致相同的基本医疗卫生服务。综上可见，基本医疗卫生制度价值取向的研究主要集中在政府主导和市场主导、公平与效率等问题上。

（三）有关基本医疗卫生制度改革的必要性

基本医疗卫生制度改革关系到社会个体的基本健康权利，也影响着一个国家政治、经济、社会等领域的和谐发展。只有明晰基本医疗卫生制度改革的重要性和必然性，才能形成制度不断深化改革的不竭动力。张小芳[1]提出我国作为一个发展中大国目前正处于社会转型期，经济社会发展存在不少体制性和结构性问题，医药卫生发展滞后于国民经济其他领域，这使得医药卫生成为社会矛盾集中点从而导致社会不稳定因素上升；只有不断完善基本医疗卫生制度，才能推动经济社会的协调发展，确保国家政治稳定，保证社会公平与正义，维护国家形象，最终使公众共享改革开放与经济社会发展成果。郭清[2]认为初级卫生保健是构建和谐社会的卫生公平底线。朱玲[3]指出，鉴于基本医疗卫生服务属于维持公民正常生存和发展必不可少的重要事项，直接关系着国民的健康权利，需要与食品安全问题一样得到国家和政府的有效干预和强力保障。邱柏生[4]着重指出基本医疗卫生服务关系到人的生命和健康，具有较强的正外部效益；同时，国民健康问题牵涉国家和社会的和谐稳定。韩明轩[5]从把基本医疗卫生服务作为一种准公共产品的理论视角出发，认为市场不愿提供和不能有效提供该类

---

① 张小芳：《内蒙古基本医疗卫生服务供给研究》，硕士学位论文，内蒙古大学，2010年。

② 郭清：《初级卫生保健是构建和谐社会的卫生公平底线》，《中国初级卫生保健》2006年第1期。

③ 朱玲：《政府与农村基本医疗保健保障制度选择》，《中国社会科学》2000年第4期。

④ 邱柏生：《论我国卫生资源的合理配置》，硕士学位论文，复旦大学，2005年。

⑤ 韩明轩：《基于公共产品理论的我国基本医疗卫生制度的性质分析》，《商》2013年第11期。

公共产品；因此，国家应把基本医疗卫生制度作为一种公共产品向全民提供，才能够最大限度地满足社会成员的基本健康需求，这样将有利于中国政府职能的适时转变，也有利于优化国家公共财政体系。

（四）有关基本医疗卫生制度改革的关键性问题

由于医疗卫生自身的不确定性和复杂性，基本医疗卫生制度所涉及的关键性问题错综复杂。目前，国内学者主要从政府责任、制度体系内的医疗服务提供、制度运行、制度保障视角来探讨制度建设。在政府责任角度上，张晓阳[①]认为卫生经费投入不足、不恰当的市场化和卫生服务体系公平性差等是真正导致中国医药卫生体制改革失败的症结所在。在制度体系内的医疗服务提供角度上，汪志强[②]就医疗服务体系运行问题指出大医院和中、小医疗机构间不是互补和指导关系，而是相互竞争的关系，患者倾向于到大城市大医院就医，使得基层医疗设备的利用率下降，造成了医疗资源的极大浪费。同时，在制度运行角度上，由于大医院诱导需求和"以药养医"的存在，加上政府对药品定价的不合理，导致居民个人医疗费用支出不合理增长，"看病贵"问题突出。雷海潮[③]认为在基本医疗卫生制度改革中要优化公共筹资结构（尤其是降低个人负担比例），发挥公立医疗机构在卫生体系中的基础性作用，缩小城镇职工基本医疗保险、城镇居民基本医疗保险和新型农村合作医疗这三大基本医疗保险制度间的差异性，协同公共财政与价格政策改革，推动公共部门与私人部门的分工合作，形成精简和统一的卫生行政管理体系，以及加强对基层和预防的卫生投

---

① 张晓阳：《基于社区卫生服务体系的基本卫生保健服务提供研究》，硕士学位论文，南京医科大学，2010 年。

② 汪志强：《我国基本医疗卫生服务改革的瓶颈与突破》，《中国井冈山干部学院学报》2010 年第 4 期。

③ 雷海潮：《实现人人享有基本医疗卫生服务的关键问题探讨》，《卫生经济研究》2008 年第 5 期。

入等关键问题。在制度保障角度上，张彦波等①认为地区之间在获得卫生事业发展的人均预算拨款上不应该存在太大差距，保障每一位公民都能够获得大致相同的卫生保健服务是政府的重要职责；然而，中央政府在"简政放权"的政策下把卫生投入的责任转移给各级地方政府，导致相当一部分地方政府无力承担卫生事业费用，最终在卫生资源配置及供给层面严重缺失公平性，甚至医疗卫生不幸沦为"富人俱乐部"。郑大喜②认为，政府的根本责任在于确保医疗卫生事业的公益性质，加强政府在制度、规划、筹资、服务、监管等方面的职责，维护最广大群众的健康权益。王保真③认为，基本医疗卫生制度是解决"看病难与贵"的战略性根本制度，最终将影响整个社会的稳定与持续和谐发展。赵宏等④认为，中国政府要坚持在基本医疗卫生制度中的主导责任，尤其是在公共财政投入上，只有各级政府之间形成合理的费用分担机制才能保证城乡之间、地区之间的公共卫生和基本医疗服务水平。总之，只有明确基本医疗卫生制度的内涵，在制度推进中挖掘制度运行中存在的关键性问题，才能不断完善之，最终有效提高国民整体健康素质。

（五）有关基本医疗卫生制度改革的国外经验借鉴

随着国际社会对公民基本健康的日益重视，各国不断改进现有的卫生保健制度，以培育一个公平、高效、低成本、可持续的医疗卫生服务供给制度。马伟宁⑤从英国国家卫生制度基本情况、历史发展和改革路线出发，归纳总结了英国国家医疗服务体系（National Health

---

① 张彦波、张彦丽：《我国医疗卫生事业公平性分析》，《卫生软科学》2005年第1期。
② 郑大喜：《从阿马蒂亚·森的自由发展观看政府保障居民健康权利的责任》，《中国卫生政策研究》2010年第2期。
③ 王保真：《落实基本医疗卫生制度实现"病有所医"目标》，《群言》2009年第6期。
④ 赵宏、王和平、杨立嵘：《基本卫生保健制度的内涵和意义》，《卫生经济研究》2008年第5期。
⑤ 马伟宁：《英国国家卫生制度及其对我国基本医疗卫生制度改革的启示》，硕士学位论文，浙江大学，2009年。

Service，NHS）优劣和改革的特征，突出介绍了 NHS 中蕴含的治理与
责任、竞争与合作、以患者为中心的改革理念。徐伟①认为英国通过
合理利用基层医疗资源有效控制了医疗费用过快上涨并获得了"以最
少经费投入获得最大健康产出"的收益，强调英国在加大社区投入力
度、强化社区首诊制以及建立全科医生制度等方面值得中国借鉴。
Fink-Anthe C. 等②指出英国的 NHS 看似公平性很强，然而实际上由于
整个医疗卫生服务由国家统一提供和承担费用，体制运行效率不高而
且财政负担过重，可持续性也有待进一步加强。顾昕③指出美国的卫
生保健制度具有浓厚的市场经济色彩，医疗服务不被认为是所有公民
的权利，而是市面上可以流通和买卖的商品；然而，美国联邦政府或
州政府仍然为社会弱势群体提供最基本的健康保障，例如针对穷人、
老人由政府提供必要和紧急的医疗救助和救治。冷明祥等④从政府责
任视角分别指出英国的 NHS 突出了政府在国民健康权利保障中的主导
责任，德国强制性社会医疗型卫生保健制度强化了国家、社会以及个
人三方责任在卫生筹资上的合理分担，美国卫生保健制度强化了国民
对健康保障的个人责任以及政府对弱势群体的主体责任，认为中国应
发展以社会统筹医疗保险与国家财政保障相结合的卫生保健发展模式，
同时，政府必须承担以国民"健康福利优先"的相应职责。符定莹
等⑤指出印度医疗保障经费渠道主要来自政府和个人；虽然印度的卫

① 徐伟：《国际经验对我国医疗保险费用控制机制的启示》，《世界经济与政治论坛》2010
年第 2 期。

② Fink-Anthe C. 、凌栋、方红娟：《美国及欧洲的医疗卫生服务体系现状分析》，《中华
医院管理杂志》2009 年第 9 期。

③ 顾昕：《国际卫生保健体制之综观——比较与借鉴——美国，英国，荷兰，墨西哥》，
《当代医学杂志》2007 年第 2 期。

④ 冷明祥等：《强化政府社会职能，解决看病难看病贵》，《中国医院管理》2007 年第
8 期。

⑤ 符定莹、兰礼吉：《印度、巴西和墨西哥的医疗保障制度及其对我国的启示》，《医学
与哲学：人文社会医学版》2011 年第 10 期。

生支出占国民经济的比重较低，但是政府将有限的卫生资源投入到最急切和需要的地方，尤其是让国内的农民和穷人能够获得最基本的医疗服务；同时，印度建起了以公共医疗体系、农村医疗网络为主的医疗服务体系。其中，公立医院为全体国民提供免费的、基础性的医疗服务；而农村建立了包括保健站、初级保健中心和社区保健中心在内的三级医疗服务网，为农民和穷人提供免费医疗服务。张奎力[①]指出墨西哥农村的医疗卫生体制主要涵盖了"社会保险协会支持计划"、农村工人及其家属的医疗保险制度以及大众健康保险制度；同时，墨西哥政府通过合理、有效的顶层设计和制度安排将"公平"原则贯穿于农村医疗卫生改革过程中。顾昕[②]在对美国、英国、荷兰和墨西哥的卫生保健制度比较研究中，突出强调了墨西哥把卫生保健当作国民的一项社会权利，国家有职责为确保全体国民不论其支付能力等差异都能享有必需的卫生服务创造条件。通过以上部分综述，可以见得，尽管各国制度模式不同，发展道路不同，却面临着一些相似的问题和挑战：首先，如何保障公民最基本的健康权利；其次，如何将有限的卫生资源投到最需要的地方；再次，选择什么样的医疗服务提供体系、医疗保障制度和卫生筹资模式，等等；最后，政府在卫生保健制度改革中应该发挥什么样的作用以及如何确保政府职责及时到位。总之，作为世界发达国家的英国、美国和德国在卫生保健制度改革上历史悠久，积累了许多成功或失败的经验教训，对我国医改有一定前瞻性的借鉴；作为发展中国家的印度和墨西哥在经济发展程度、社会人口结构、国家现实状况等方面与我国有相似之处，可比较性更强。

---

① 张奎力：《墨西哥农村医疗卫生体制及对我国的启示》，《国外医学：卫生经济分册》2010 年第 2 期。

② 顾昕：《国际卫生保健体制之综观——比较与借鉴——美国，英国，荷兰，墨西哥》，《当代医学杂志》2007 年第 2 期。

（六）有关基本医疗卫生制度改革的路径与对策

任何一项制度都必将经历产生、萌芽、形成、成长、成熟等一系列发展演变过程。而在此过程中，会碰到许多制度发展问题，进而需要以明确的路径选择和相应对策来完善之。江龙等①认为，深化医药卫生体制改革，达到人人享有基本医疗卫生服务，必须从体制机制上解决问题。郑小华等②认为，健康是一项基本人权，通过卫生立法保障公民的这项权利是世界各国的共同选择，并提出适合我国国情的基本医疗卫生保健的定义与范畴，基层卫生组织及人员的界定标准，政府在发展基本医疗卫生保健的责任，以及基本医疗卫生服务的投资者、提供者和享用者的权利和义务。汪志强③提出我国医疗卫生服务提供体系应该形成以公有制为主体、多种所有制并存的治理格局；为了保障全体国民公平地享有大致相同的基本医疗卫生服务，均等化的公共财政是基本医疗卫生制度发展的重要保障。朱玲④认为，为了实现发展中国家"人人享有基本医疗卫生服务"的目标，需要保证医疗卫生服务的可及性，还必须抑制医药价格不合理增长，消除医疗机构不规范行为，以及发挥政府对社会资源再分配的重要作用，尤其是提升低收入者支付医疗卫生服务的可行能力。郑英等⑤从社会多元治理角度分析，政府需要引导医疗卫生的利益相关者（比如医疗卫生服务提供者、医疗保险机构、行业组织以及公众）广泛参与改革，促进利益相关者之间达成广泛共识，平衡利益主体间利益关系，从而确保每一项

① 江龙、陈太辉、吴松林等：《推进我国基本医疗卫生服务制度建设的思考》，《中国财政》2015年第2期。
② 郑小华、胡锦梁：《〈基本医疗卫生保健法〉重点问题研究》，《中国科技成果》2015年第3期。
③ 汪志强：《论我国基本医疗卫生服务中存在的问题与对策》，《中南民族大学学报》（人文社会科学版）2010年第4期。
④ 朱玲：《政府与农村基本医疗保健保障制度选择》，《中国社会科学》2000年第4期。
⑤ 郑英、代涛、李力：《部分国家医疗卫生服务体系规划的经验与启示》，《中国卫生政策研究》2015年第5期。

制度设计和公共政策执行过程中的适宜性，保证基本医疗卫生制度改革相关事项顺利进行。

二　国外文献综述

纵观国外文献研究，有关基本卫生服务相关的理论和实践研究由来已久。基本医疗卫生制度的概念源于初级卫生保健。20 世纪 70 年代末，世界卫生组织和联合国儿童基金会撰写的《在发展中国家满足基本卫生服务需求的选择》总结报告，提出"2000 年人人享有卫生保健"的世界卫生改革和发展目标，进而在世界范围内演变成"初级卫生保健"理念。[①] 世界银行在《1993 年世界发展报告》中提出了基本医疗卫生的定义和内涵，它是对政府资源进行有效配置进而惠及社会弱势群体的一项公共政策；此外，还进一步强调了"基本卫生服务包（Benefit Package）"的重要性，并在报告中强调了基本医疗卫生服务施行的两大基本原则，即公平原则和成本效益原则。无论该国经济发展水平如何，采用何种政治体系，历史文化有何特点，各国都应该承认和坚持基本医疗卫生服务尽可能覆盖全体国民，尤其是使得那些低收入者等社会弱势群体也能够获得基本的医疗卫生救治和救助，这就是基本医疗卫生服务施行的公平原则；另一方面，鉴于各国的经济社会发展水平存在差异，政府财力支付能力不同、国民健康需求和收入水平有所区别，基本医疗卫生服务包的内容和水平应该与各国实际国情相适宜，基本医疗卫生服务的供给要符合成本效益原则。

在基本医疗卫生的理论研究方面，西方发达国家凭借强大的经济实力，较早建立起了较为系统和完善的卫生保健制度，也形成了相对成熟的研究体系。西方学界从公共服务理论、公共产品理论等视角对基本医疗卫生服务的概念开展了深入的理论研究。国外不少学者仍然

---

① 马琳等：《部分国家基本医疗卫生保健制度比较分析——基于政策执行视角的研究设计初探》，《中国初级卫生保健》2013 年第 9 期。

在"基本医疗卫生服务是否属于公共产品"这个问题上存在不同观点。Alexander W.[①] 等学者在充分比较公共产品和私人产品属性特征的基础上指出，一般意义上的卫生保健具有排他性、竞争性的私人产品特性，不属于公共产品范畴。Knout Wick Sell[②] 从多元中心治理角度出发，认为公共产品仅仅靠个人来提供是远远不能满足社会需求的，只有发挥与卫生保健相关多元利益主体之间的充分合作、协商与互动，通过一定的、有效的政治程序才能最终保证公共产品供给的数量和质量。

西方发达国家一直主张公众享有公共服务的权利平等是一项"天赋人权"。这也是西方发达国家进行卫生保健制度改革的基本准则和施政纲领。对于基本医疗卫生的研究，除了公共管理学外，西方国家也从经济学及其他交叉学科上深化了健康公平的理论发展，比如，平均主义理论、超福利主义理论、福利经济学理论、最小最大理论等。最小最大理论主要关注社会的公平与正义问题，超福利主义理论将健康公平视为研究对象，这些理论对于健康公平的关注程度不尽相同，但都涵盖了社会平等、公平、公正价值理念，为基本医疗卫生服务以公平正义为价值依归提供了理论指引和规范。

在对有关影响基本医疗卫生制度运行的因素研究方面，Rowland H. S. 等[③]指出人的因素在这个复杂多变和碎片化的系统里具有举足轻重的作用。卫生人员作为向公众提供健康产品和服务的最终执行者，直接影响到卫生保健制度的最终实施效果。另外，各国经济发展水平、国家政策选择、文化历史特点等客观因素很大程度上影响各国覆盖全

---

① Alexander, W. , Cappelen, A. W. Norheim, O. F. , Responsibility, Fairness and Rationing in Health Care, *Health Policy*, 2006, 76（3）：312 – 319.

② Knout Wick Sell, A New Principle of Just Taxation, in R. A. Musgrave & A. T. Peacock, *Classic in Theory of Public Finance*, 1896：72 – 117.

③ Rowland, H. S. , Rowland, B. L. , *Hospital Management：A Guide to Departments*, Ediciones Díaz de Santos, 1984：4.

民的卫生保健制度的建立和发展。尤为重要的是，在众多影响因素中，经济发展程度高低决定了基本医疗卫生制度全民覆盖范围、保障水平的广度和深度。可见，不同国家对基本医疗卫生有着不同的理解，影响基本医疗卫生服务供给的因素有很多，各国政府为了维护国民健康水平所采取的国家策略也有所不同。但是，无论该国是何种政治、经济及文化背景，对国民健康权利的日益重视，强化政府在基本健康保障上的主导作用，运用政府的公共权力对社会资源进行分配和再分配，从而提升全民健康水平已成为国际共识和各国努力的方向。

在有关基本医疗卫生制度实践探索方面，据不完全统计，目前有90多个世界卫生组织成员国建立了与国民经济社会发展相适宜的、覆盖全体公民的卫生保健制度。其中，英国、美国和德国对卫生保健制度的实践探索较为典型。英国推行的是具有高公平性的国家福利性卫生保健制度。1948 年英国《国家卫生服务法》的颁布，明确了政府筹资举办带有高福利型国家基本医疗服务体系的责任。从此，所有医院统一由国家管控，公众的基本健康问题均可在政府举办的基层社区医院得到解决，并实行严格的社区首诊和双向转诊制度。然而，由于NHS 存在缺乏竞争与创新、运行效率低下和政府财政负担沉重等一系列问题，之后，英国政府在 20 世纪 90 年代起开始引入市场竞争机制，例如，引入私人资本举办医院、开展星级医院评审制度等办法来重点改革国家福利型卫生保健制度效率低下的问题。美国实行的是以自由市场为主的卫生保健制度，其带有浓重的自由市场色彩。政府主要按照市场规律实现医疗卫生领域的自由竞争，政府只承担法律法规制定、市场行为监管和对社会弱势群体提供基本医疗保障的公共职责。在美国，私立医院和非营利性医院达到医疗机构总数半数以上，全国的医疗服务体系以市场为主。此外，美国是为数不多的没有全民基本医疗保障的发达国家。美国的医疗保障体系是以商业医疗保险为主，政府资助的基本医疗保险为辅，由联邦政府、单位雇主和公众个人三方共同组成。然而，高度市场化的卫生保健制度使得基本医疗卫生服务的

供给欠缺公平性和可及性，也导致卫生总费用不断攀升。自 20 世纪
80 年代起，美国逐步开展了卫生保健制度改革。奥巴马总统上台后推
出了"健康美国的计划"，主要涉及"最低受益服务包"、全民医保、
支付方式改革和医疗信息化等内容，致力于提高医疗卫生服务的可及
性，扩大基本医疗的覆盖面，实现基本医疗保险的全民覆盖，最终提
升社会公平性。但是，由于奥巴马医改牵涉多方利益，改革难度较大
而停滞不前。德国实行的是强调"国家、社会、个人合理分担"的卫
生保健制度。德国最早实施社会保障体制，强调了政府和社会共同承
担基本医疗卫生服务供给和保障的职责，表现出以强制性社会法定保
险为主、自愿性商业保险为辅、疾病风险由全社会成员共同承担的特
征。20 世纪 90 年代后期，德国以医疗服务体系和医疗保障为重点进
行卫生保健制度改革。例如，以改革医疗服务提供方式来提升资源利
用的有效性，以引入社会资本举办医院来促进医院管理的社会化，以
医疗服务支付制度改革来引导医疗机构控制医疗费用和提升医疗服务
质量。

三 对国内外文献综述的简要评述

纵观各国有关基本医疗卫生制度的文献资料，不同国家对基本医
疗卫生服务有着不同的理解。但是，无论该国是何种政治、经济及文
化背景，对国民健康权利日益重视，运用政府的公权力对社会资源进
行分配和再分配，从而提升全民健康水平已经成为国际共识和各国努
力的方向。同时，我们对基本医疗卫生制度研究现状有了一个相对宏
观的把握，从中我们可以看到，有关多年来基本医疗卫生制度发展过
程中存在的问题如医疗费用的快速上涨、医疗保障欠公平、医疗卫生
服务可及性不高、药价虚高等没有多大争议，但有关如何整体统筹推
进基本医疗卫生制度发展的研究不多见。自 2000 年以来，中国政府就
意识到医药卫生体制整体性改革的重要价值，此后在国内也出现了有
关"三医联动"的地方实践，比如上海松江、福建三明、山东潍坊

等；但是改革总是"雷声大雨点小"，在基本医疗卫生制度发展中仍然存在"割裂化"发展的路径锁定。新医改启动至今，基本医疗服务提供体系、基本药物供应保障体系和基本医疗保险体系缺乏有效的联动和协同，基本医疗卫生制度发展运行存在"头痛医头、脚痛医脚"的断裂式改革问题。然而，目前有关"三医联动"的提议大多出现在政府工作报告或一些学术会议上，但是在理论探究、价值目标、现实问题以及具体深化路径等方面的研究相对滞后于实践，很多研究局限于对"三医"内在联系的探讨，少有结合当前基本医疗卫生制度改革问题做出正面的回答，并且分析不够深入。

第一，关于"人人享有基本医疗卫生服务"的价值理念问题。目前，国内外学者普遍局限于就卫生保健制度改革而谈改革，把卫生与政治、经济、社会发展分割出来。虽然目前卫生保健制度改革背后所支撑的价值理念研究不少却仍不够深入。基本医疗卫生制度关系到国民的基本健康需求，它的建立不仅是政府在卫生领域所施行的福利性社会保障制度，也是保证国家和社会稳定的政治任务。因而，卫生保健制度改革牵涉政治、经济、社会等多方领域，在制度改革中需要明确其价值立场，并以正确的理论作为行动指引。目前，有关正义理论、协同理论和制度理论在基本医疗卫生制度改革中的研究并不多见。

第二，关于深化路径问题，这是制度推进的核心，也是最为复杂且难度最大的问题。对于正在尝试建立的"人人享有基本医疗卫生服务"的改革目标，目前见诸国家层面的政策文件指导，缺乏深层次的结合现阶段"看病难、看病贵"问题的深化路径探讨；同时，"三医联动"是消解现行基本医疗卫生制度"割裂化"发展的结构式整合的路径选择，具有推进的必要性；缺乏基本医疗服务提供体系、基本药物供应保障体系和基本医疗保险体系之间"联动"的整体性研究，最终使得制度发展处于"头痛医头、脚痛医脚"的路径锁定，不利于最终消解公众"看病难、看病贵"问题，制度供给的公平与效率难以体现。

第三，现有关于基本医疗卫生制度的研究大部分集中在制度体系内基本医疗服务提供、基本药物供应保障和基本医疗保险中某一制度发展模式研究，并没有从整体视角和联动思路上对基本医疗卫生制度进行系统、全面的整理和总结；缺乏结合现阶段公众看病就医难题对制度提出的具体深化改革路径。比如，我国基本医疗卫生制度改革的目标和原则是什么？以什么样的联动机制来弥合制度发展的"割裂化"？我国基本医疗卫生制度与"三医联动"的内在联系，等等。作为基本医疗卫生制度研究的前提和基础，这些基础问题的重要性不言而喻，也是需要进一步探讨和解决的地方。

第三节　主要理论依据

一　正义理论

从亚里士多德时代开始，正义就被当作评价社会制度的一个重要价值尺度，用以匡正人类不平等的自然事实[1]。何谓正义？其是公平地分配社会权利和义务并且与这种分配次序相适宜的品质与道义。罗尔斯提出了平等自由原则和差别原则，将正义视为衡量和评判社会制度的首要价值，以实现社会在起点、过程和结果方面的公平与正义。[2]

(一)"原初状态"：健康的起点公平

正义论是以"原初状态"为出发点的理论假设。在这种状态下，每个成员都不知道自己的社会地位、分配前景，甚至心理倾向。在"原初状态"下，所有人的处境都相似，因而从起点上做到了相对的

---

① 蒋谨慎等：《罗尔斯正义观视角中的医疗公平问题探析》，《医学与社会》2008 年第 8 期。

② 赵振军、邱佳娜：《浅谈罗尔斯的差别原则——从〈正义论〉到〈正义新论〉》，《社会科学论坛》2005 年第 22 期。

平等。"无知之幕"是原初状态的基本特征，是指原初状态下的人们处于一种无知的状态之中。提出这一概念的目的在于体现公平，因为，在现实中每个人的情况千差万别，存在天然的"交易优势"（注：人们的出身、天赋、先天背景等统称为"交易优势"）。如果不消除这种"交易优势"，它就会呈现累加倾向①。换言之，有利的越有利、不利的越不利，不公平程度会持续扩大。如何消除这种交易优势，这是罗尔斯的首要正义原则需要努力的方向。

正义理论中"原初状态"的假设可以为我国基本医疗卫生制度改革所借鉴。在制度设计上，"原初状态"要求基本医疗卫生制度的制定者应来自不同的社会阶层和不同的职业领域，在相同的政策环境中，每个参与者都不能设计出对自己有利的特殊制度，从而保证制度设计的起点公平。因而，基本医疗卫生制度的设计必须站在公正的立场，扩大社会各主体的参与范围，尤其是提升作为制度对象的民众参与卫生制度决议和公共政策监督的可行能力，最终使得制度不受任何利益关系的影响而公正地选择并使用法律赋予的权利。简言之，要保证基本医疗卫生制度的起点公平，首要任务是提高社会各方主体平等参与制度设计和政策执行的可行能力，从而在起点上使基本医疗卫生服务的供给不因人群身份、地位、收入和天赋等方面的不同而有所差异。

（二）平等自由原则：健康的底线公平

罗尔斯通过对"原初状态"的假设，提出了平等自由原则："每一个人对于一种平等的基本自由之完全适当体制都拥有相同的不可剥夺的权利"。② 正义理论中所阐释的基本自由必须完全平等地分配，由

---

① 崔娅玲：《批判与回应：关于罗尔斯正义理论的大论证探析》，硕士学位论文，湖南师范大学，2007年。

② ［美］约翰·罗尔斯：《作为公平的正义——正义新论》，姚大志译，上海三联书店2002年版。

所有人平等享有，这意味着那些最广泛平等的基本自由体系（包含尊严、自由等社会基本价值）是所有人都应该并且能够享有的一种平等的权利，不能以任何理由剥夺。换言之，真正符合正义和道义的社会应该毫无保留地保障每一位公民自由平等的权利，将每一个人的自由平等摆在第一位。由此可以得出，在罗尔斯两个正义原则中，平等自由原则具有底线性①，是社会正义的最基本价值立场。

正义问题已经成为基本医疗卫生制度改革的重要议题。鉴于我国现阶段卫生资源配置在城乡之间、区域之间乃至不同人群之间存在较大差异，社会公众在基本健康保健的获得和基本医疗卫生服务的可及程度上无法体现正义社会的平等自由原则，进而，卫生资源的配置因人群之间身份、地位、收入等因素的差异而出现不均衡。处于不利地位的人，因缺乏就医支付能力，出现"因病致贫、因病返贫"现象；处于有利地位的人，在满足基本医疗卫生服务需求的基础上，追求更高水准的卫生保健服务，这使得人群间健康差距日益扩大。基本医疗卫生服务供给应该基于人的健康权和生命权考量，在社会普遍能够接受的道德价值内，给予每个人获得健康的平等自由权利。基本医疗卫生制度突出强调了"保基本"，意味着坚持健康底线公平是制度发展的内在要求。基本医疗卫生服务具有保障公众最基本健康需求的底线特征，这里的底线属于一种能够允许的最低保障，但不意味着"保基本"等价于"低水平"，它是建立在综合考虑人的最基本的生理需要，以及国家、社会乃至个人的可承受力基础上做出的最低保障。但是，随着国家经济社会发展水平的提升和公众健康需求的提高，这种底线会动态性地不断提高。基本医疗卫生制度必须坚持为公众健康兜底的价值理念：一方面要实现人人享有制度全民覆盖所带来的健康福利；另一方面是在制度全民覆盖的基础上最大限度地实现制度全民覆盖下

---

① ［美］约翰·罗尔斯：《作为公平的正义——正义新论》，姚大志译，上海三联书店2002年版，第10页。

人群享有大致相同的基本医疗卫生服务，尤其在基本医疗制度保障水平的"高与低"层次上的公平性。从目前的情况来看，这个层次的公平问题尚未得到足够重视。自新中国成立以来，我国基本医疗卫生制度从无到有，这只是完成了实现制度全民覆盖公平性的第一个阶段，让每一位社会成员获得基本医疗保险的机会平等。然而由于城镇职工基本医疗保险制度、城镇居民基本医疗保险制度和新型农村合作医疗制度将公众的健康保障水平按人群身份划分，无法做到层次上的公平。另外，为了对现有基本医疗卫生制度不断优化，一方面需要完善基本医疗保险体系、基本医疗服务提供体系以及基本药物供应保障体系等；另一方面则是需要实现基本医疗卫生制度整个制度体系的优化，这要求体系内各项制度之间加强联动、协同发展，从而消解公众健康机会和权利获得的不公。针对第二方面，整个制度体系的优化正是本书提出"三医联动"的价值所在。为了实现基本医疗卫生制度底线公平，公众健康权利需要从"机会公平、过程公平、结果公平"三方面来整体保障和考量，对应的是基本医疗保险体系、基本医疗服务提供体系和基本药物供应保障体系等关键环节，这需要加强这三者整体上的联动和协同才能促进整个制度优化，最终保障公众健康的底线公平，实现"人人享有基本医疗卫生服务"的公平与公正。

（三）差别原则：健康获得的机会平等与最小最大化

正义理论指出，社会经济的不平等安排，应能使这种不平等满足以下两个条件：一是最小最大化。即对于社会和经济基本善的不平等分配，必须有利于较少拥有者的利益，也就是最大限度地有利于较少拥有者的利益。二是那些优越的地位应该在机会平等的条件下向所有人开放[①]，为了让每一位社会成员能够获得较为理想的健康水平，可以在国家公共权力和制度设计使用中优先保障公众基本健康需求。这里的优先集中体现出正义理论中的机会公平，这是一种形式与内容相

---

① 蒋谨慎等：《罗尔斯正义观视角中的医疗公平问题探析》，《医学与社会》2008年第8期。

统一的正义。实现卫生正义与公平要做到机会平等，即共享机会与差别机会。其中，社会成员无论其具有什么样的出身、性别、年龄、种族、收入和家庭背景，都将获得享有基本医疗卫生服务的平等自由权利，这便是共享机会；如果社会成员在医疗卫生服务利用上存在"多和少""优与劣"程度上的不同，这便称为差别机会。

"最少受惠者利益最大化"原则要求对弱势群体给予照顾。当前，我国基本医疗卫生制度体系中，有相当一部分弱势群体，特别是低收入人群、农民、下岗人员等，他们的基本健康需求往往因所处的不利地位而不能被满足。因此，为了确保那些弱势群体也能够有公平的机会获得最基本的医疗卫生服务，基本医疗卫生制度改革必须要把公正原则纳入制度设计理念中，如建立新型农村合作医疗制度、推进基本药物制度、发挥基层医疗服务体系基础性作用等都是有益且必要的制度安排和政策选择。

总之，我国基本医疗卫生制度改革应以正义和公平为首要价值，从起点公平、底线公平、机会平等与最小最大化着手，建立公平和谐的基本医疗卫生制度，消解医疗制度供给中不公平的因素，让每一位社会成员公平分享卫生资源和经济社会文明进步的共同成果。基本医疗卫生制度作为现代民主政府为了保障公众基本健康权利作出的制度安排，在卫生资源分配和再分配中应当保障每一位社会成员获得基本医疗卫生服务权利平等；基本医疗卫生制度建设需要根据"最少受惠者利益最大化"的原则，尤其要关注那些在健康获得能力上处于不利地位的人的健康需要，通过保障其最基本的健康权利和平等分配社会基本价值，达到全社会正当的善。

二　协同理论

"协同"一词（Synergies）最早可追溯到古希腊，意为系统在联系和发展过程中各要素之间有机结合，强调相互协作和配合。协同理论是由德国物理学教授赫尔曼·哈肯于20世纪70年代在多学科研究基础上逐渐形成和发展起来的一门新兴学科，是系统科学的重要分支理论，是一门关于"合作的科学"，亦称"协同论"或"协和学"。

（一）基本医疗卫生制度是一个复杂、动态、开放的系统

系统是由两个以上的子系统（要素）相互联系、相互作用从而具有一定结构和功能的有机整体，它从属于更大的系统。从结构和功能两个维度来看，系统是研究系统、要素、环境三者之间的关系和规律性问题。由此可见，系统包含了以下几层含义：第一，系统这个有机整体是由两个及以上的子系统所组成的；第二，系统中的要素与要素、要素与系统、要素与环境存在相互关联；第三，系统存在"协同效应"，即部分之和大于整体。如图 0-1 所示，基本医疗卫生制度是一个复杂、动态、开放的整体系统，因而，基本医疗卫生制度可以被视为一个大系统，包括公共卫生、基本医疗服务提供体系、基本药物供应保障体系、基本医疗保险体系等关键子系统，同时其又是医药卫生体制系统中的一个复杂子系统。基本医疗卫生制度"联动"思想的提出可以打破传统将基本医疗卫生制度作为个体研究而忽略其内在关联的局限性。

（二）基本医疗卫生制度需要整体统筹和协同推进

系统是由两个或两个以上的子系统相互联系和作用，从而形成具有一定结构和功能的有机整体，它从属于更大系统。[①] 换言之，系统是由两个或两个以上要素构成的有机整体，同时，系统内各要素之间通过有机组合产生部分之和大于整体的协同效应。我国基本医疗卫生制度可以看成是由多个要素按照一定的秩序和结构进行有机组合而成的大系统，同时又是医药卫生体制改革中的一个复杂子系统。基本医疗卫生制度的发展研究可以打破传统的局限于基本医疗服务提供体系、基本药物供应保障体系、基本医疗保险体系等某一领域或割裂以上三

---

① 邹珊刚、李继宗、黄麟雏：《系统思想与方法》，陕西人民出版社 1984 年版。

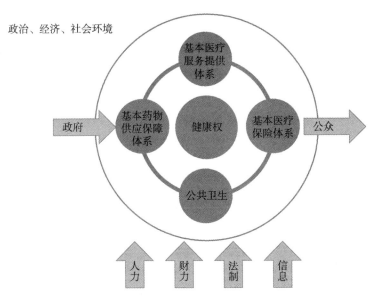

图 0 - 1　我国基本医疗卫生制度系统结构

者之间的内在联系的研究。协同就是协调两个或两个以上的不同资源
或个体，共同完成某一目标的过程，使总体的功能大于个体功能之和，
发挥整个系统"1 + 1 > 2"的聚合效应。

　　一方面，基本医疗卫生制度体系内部各关键子系统要发挥协同效
应。各子系统间以共同目标为导向，协同有机运作，最终促成系统
"部分之和大于整体"的新功能。另一方面，完善基本医疗卫生制度
需要政府、市场、社会乃至公民个人等多方力量的协同和参与。也就
是说，通过有效整合制度创新资源和要素，突破主体间的壁垒，充分
释放彼此间"人力、财力、信息、法制"等制度创新要素的活力而实
现深度合作，最终达到完善基本医疗卫生制度实现"人人享有基本医
疗卫生服务"目标的过程。总之，运用协同理论来分析基本医疗卫生
制度，能够更加全面、立体地剖析制度本身和制度环境，深入挖掘基
本医疗卫生制度改革中可能存在的各类问题，有助于解决公众"看病
难、看病贵"问题，维护公众基本健康权利，提升国民整体健康素

质，促进国家的长治久安。

（三）"三医联动"是消解基本医疗卫生制度"分割化"发展的制度安排

协同论研究的是远离平衡状态的开放系统如何通过自己内部协同作用，自发出现时间、空间和功能上的有序结构。由于本书着眼于社会公众"看病难、看病贵"问题，在基本医疗卫生制度系统研究中，主要围绕关系看病就医问题的基本医疗服务提供体系、基本药物供应保障体系、基本医疗保险体系展开研究。"三医"各子系统间通过补偿机制、支付制度、定价机制、分配制度，监督机制等进行互通。基本医疗卫生制度的理想状态是实现各利益主体的协调发展，通过实行基本医疗服务提供体系、基本药物供应保障体系、基本医疗保险体系三者联动，达到整个基本医疗卫生制度良性循环。"三医联动"正是推动基本医疗卫生制度走向有序的内部要素协同机制。

"三医联动"是在基本医疗卫生制度框架内，旨在改变过去基本医疗服务提供体系、基本药物供应保障体系、基本医疗保险体系三大制度分割化改革的制度安排。它以系统理论作为方法论，强调改革的整体性和协同性。因此，三者之间的有效衔接和有效联动是推进基本医疗卫生制度的突破点。通过系统论整体性的思维能够更加全面、立体地剖析基本医疗卫生制度系统本身存在的问题，以及系统与基本医疗服务提供体系、基本药物供应保障体系、基本医疗保险体系等关键子要素之间的相互关系，深入挖掘"三医联动"的重点和难点，试图通过"三医联动"不断完善三项制度体系，同时探索三项制度体系之间内在规律性问题，最终以"三医联动"来推进整个基本医疗卫生制度发展，发挥"部分之和大于整体"的协同功能，实现"人人享有基本医疗卫生服务"的医改目标，提升社会满意度，促进国家社会的长治久安。

三　制度理论

基本医疗卫生制度是一种具有规则的，旨在保障国民健康权利的制度产品，是伴随着初级卫生保健制度的普及而形成和发展起来的，凭借制度的力量发挥着国家、社会对医药卫生的治理和协调职能，从而缓解"看病贵、看病难"问题，最终保障公民基本健康权利，提高国民的健康水平。制度理论体系中的制度功能、制度变迁和路径依赖理论指导着基本医疗卫生制度的产生、发展和完善。

（一）基本医疗卫生制度功能在于促进健康公平理念不断深化

健康作为人类最基本的生存权和发展权，人人需要且不可或缺。20 世纪 80 年代，阿马蒂亚·森建立了"可行能力视角"[①]，它是一个评估个人福祉、社会安排、政策制定等多方面的广泛的规范性框架。从人类发展视角来看，人才是发展的目的，而经济增长仅仅是发展的手段之一。发展就是要扩展人们的可行能力[②]。其中，可行能力最重要的维度是长寿且健康地活着、获得教育以及过体面生活所必需的物质资源。假如这三种维度不可获得，则其他诸多机会都将无法实现。在这三者中，尤以公平地获得健康权利为重，是其他一切维度的基础。罗尔斯在《正义论》中不仅强调了社会体制要保障公民各种基本的平等的自由和权利，同时也指出对于社会合作中利益的不平等的分配只有符合有利于"最少受惠者利益最大化"的原则，才具有合理性。因而，现代的健康公平理念应该解决社会和经济利益的不平等，通过补贴、税收等转移支付制度进行卫生资源的再分配，使公众不因身份、地位和收入的差距在获得基本医疗卫生服务的机会公平上有所差别，即提升社会弱势群体获得健康的可行能力，捍卫健康公平底线。同时，

---

　　① 刘晓靖：《阿马蒂亚·森以"权利"和"可行能力"看待贫困思想论析》，《郑州大学学报》（哲学社会科学版）2011 年第 1 期。

　　② 赵福昌：《公民健康权及其制度保障研究》，博士学位论文，山东大学，2013 年。

以"人人公平地享有基本医疗卫生服务"为制度发展价值导向，在卫生改革中大幅度提高效率、节约成本，又能最大限度地保障公平。这需要在基本医疗卫生制度发展过程中坚持公平与效率并举，实现帕累托最优配置。效率就是成本效益最大化，将健康效应最大化作为制定基本医疗卫生制度的黄金标准，通过健康效应最大化实现社会福利最大化。在现实中，当公平与效率发生矛盾时，基于卫生正义，应将公平作为首选的价值尺度，提高效率应以坚持公平为前提，要求卫生资源的配置应根据"需要"而不是根据经济发展水平。

（二）旧时医药卫生体制的路径依赖是基本医疗卫生制度创新的动因

以诺斯为代表的新制度经济学所提出的路径依赖为基本医疗卫生制度创新提供了可参考的理论分析视角。张毅斌提出，路径依赖是指，"一旦其中一种偶然地脱颖而出，就会被采用，并沿此路线发展到底"[①]。换言之，路径依赖现象的出现是由于制度变迁的方向与速度会受到旧制度所规定的运行范式和固定路径的限定和制约。制度变迁只有冲破旧有制度带来的路径锁定，才会达到制度创新的效果。而在这一过程中，既有利益集团、社会偏好等都会影响制度变迁。从我国基本医疗卫生制度变迁历程可以见得，实行市场经济体制以来，政府减少了对医药卫生领域的财政投入和市场监管，公立医院面对财政补助减少以及市场逐利机制的驱使，逐步形成了"以药养医"机制，导致公立医院获得经济利益的同时，增加了公众看病就医的经济负担，损害了公众的健康权利。然而，2009 年新医改以来，政府提出要坚持公立医院的公益性，并通过取消药品加成、推行基本药物"零差率"等举措来破除"以药养医"机制，保障公众就医的可负担性。在这一过程中，公立医院作为既有利益集团，面对国家政策的制度性变迁，采取不配合改革或者"阳奉阴违"的方

[①] 转引自张毅斌《制度变迁中的路径依赖——诺思的制度变迁路径依赖理论》，《财经政法资讯》2001 年第 1 期。

式，例如分解处方，增加检查项目收入等来保障其既有利益。因此，在制度变迁中，要整体把握改革利益相关者之间的利害关系，突出各社会利益集团之间的利益均衡和利益补偿，协同各利益相关主体参与改革事项，达到各方利益的相互制衡，这样有助于多元利益相关者在整个制度变迁过程中基本达到帕累托最优状态，减少改革最终失败的机会成本。

（三）基本医疗卫生制度的演变历程表现为渐进式制度变迁

渐进式制度变迁可以通过适应相关政治、经济、社会等的演变过程，逐步突破旧制度的固有范式桎梏，最终达到帕累托最优。自新中国成立以来，我国基本医疗卫生制度经历了萌芽、形成、成长、跨越式发展的演变历程。新中国成立初期，我国开始推行由政府强制力主导的大卫生运动，计划经济时期推广三级医疗预防保健网、合作医疗和"赤脚医生"队伍。虽然"基本医疗卫生制度"这一概念还未提出，但其基本思想和实质内容已经大体显现，即坚持"广覆盖、低水平、高产出"，将疾病预防和初级诊疗向全民普及。改革开放后，随着经济社会发展和公众健康诉求的不断提升，我国积极推进以公共卫生、医疗服务、药品供应保障、医疗保障为内容的基本卫生保健制度，为公众提供安全、有效、便利、低廉的医疗卫生服务。由于人口老龄化加重，居民疾病谱、死因谱的变化，慢性病防治成为我国医疗卫生服务的首要使命。社会公众对基本医疗服务的需求也随之从"低水平"扩展到"较高水平"，健康需求也趋向多样化。但是现行基本制度导致一部分人的医疗需求得不到满足，另一部分人则完全被排除在基本医疗卫生制度体系之外，基本医疗卫生服务的可及性与公平性成为当前医药卫生体制面临的最基本的现实问题。2009年，我国政府提出"把基本医疗卫生制度作为公共产品向全民提供"的发展理念和"到2020年建立覆盖城乡居民的基本医疗卫生制度"的改革目标。可见，我国基本医疗卫生制度从提出到发展走的是渐进式改革路线，而维护公民的基本健康权利是制度推进始终不变的价值立场。

（四）基本医疗卫生制度需要平衡利益关系并形成良好的协作秩序

基本医疗卫生制度作为一种公共资源，通过政府的分配与再分配，实现资源配置的公平与正义。基本医疗卫生制度涵盖基本医疗服务提供、基本药物供应保障、基本医疗保险和公共卫生四大制度体系。消解"看病难、看病贵"问题的改革成败与否的关键在于处理好基本医疗服务提供、基本药物供应保障和基本医疗医保之间"结构"的调整与治理，而权力、责任和利益在这三大制度体系和社会公众之间的分配和相互间的关系将最终决定结构治理的效果[1]。推进基本医疗卫生制度发展，必须考虑不同制度间的利益均衡，选取制度整合可行的切入点，减少改革阻力与障碍。理解医疗保险部门、医疗服务机构、医药生产流通部门三个部门之间相互关系是"三医联动"的关键所在。我国医改涉及太多的利益相关主体，包括医疗机构、医务人员、政府主管部门、医药公司、行业组织乃至个人，固有的医疗服务体系在长期的制度变迁中已经形成了固有的路径依赖，致使改革的阻力较大。从缩小城乡健康保障水平差距出发，我国目前主要以政府加大医保投入为重点，间接带动医疗和医药协同改革，从而缓解既有利益集团的阻碍。

四 理论述评

推进基本医疗卫生制度改革是一项艰巨而复杂的社会系统工程，其理论基础涉及政治学、经济学、社会学、临床医学和伦理学等多个学科，需要通过多元化的研究视角对基本医疗卫生制度的理论基础进行深入研究。基本医疗卫生制度包含了正义理论、协同理论和制度理论等价值理性与工具理性。作为价值理性，基本医疗卫生制度的目标在于实现社会公平正义，达到"人人享有基本医疗卫生服务"的目

---

[1] 胡善联：《"三医联动改革"中的集团利益分析》，《卫生经济研究》2002 年第 11 期。

标；作为工具理性，就是将推进基本医疗卫生制度作为工具手段，通过回顾基本医疗卫生制度发展和变迁的历史，明确制度创新需要的工具手段和实现路径。

一方面，追求人人公平享有基本医疗卫生服务效用的最大化，需要将卫生正义作为制度的价值导向。通过将正义理论应用于基本医疗卫生制度发展，可以认为公平正义是基本医疗卫生制度的核心价值。就基本医疗卫生服务而言，政府有保障国民获得健康权利的义务，公民有公平地获得基本医疗卫生服务的权利。这体现了卫生正义的价值理念，又是建设社会主义和谐社会的内在要求。2020 年《政府工作报告》指出：面对困难，基本民生的底线要坚决兜牢，群众关心的事情要努力办好。"哪里有国家，哪里就有政府，哪里就有政府理论。"①基本医疗卫生制度是国家（政府）对社会公众能够公平地获得健康权利而做出的政治承诺。

另一方面，在明确价值理念的基础上，基本医疗卫生制度发展还需要通过体制机制的创新和协同来提升制度运行整体效率，实现健康效益最大化。"三医联动"是国家为了消解基本医疗卫生制度"割裂化"发展而做出的一种结构性整合的制度安排，目的在于改变旧时卫生保健制度改革"割裂化"的路径锁定，整合各种有利于健康权利获得的制度体系，最终通过对卫生资源的分配和再分配减少不平等，通过制度创新和协同机制来提升这种再分配效率，促进资源优化配置和利益均衡调整。简言之，"三医联动"是基于"协同理论"对现有"割裂化"的基本医疗卫生制度进行结构性调整，通过联动基本医疗服务提供体系、基本医疗保险体系以及基本药物供应保障体系协同发展，在达到维护卫生正义的同时，实现提升制度整体运行效率的改革目的。

---

① 乔耀章：《政府理论》，苏州大学出版社 2000 年版，第 60 页。

第四节　研究内容、研究思路与研究方法

一　研究内容

本书主要通过规范性研究梳理基本医疗卫生制度相关的概念、内涵、特征与制度内容；进而通过回顾基本医疗卫生制度发展的历史沿革，以及剖析现行制度运行中存在的结构性问题，从中挖掘出制度存在不足的根源，为形成制度改革与创新奠定了基本思路框架；基于对国内部分地区"三医联动"的先行改革案例研究，从基本医疗卫生制度存在问题和问题根源着手，以"三医联动"视角为主进行问题诊断和根源分析，并在此基础上探索构建"人人享有基本医疗卫生服务"的制度框架与深化改革的可行路径。

（一）理论依据与基本医疗卫生制度的应然性

本书在研究过程中主要应用了三个理论框架，即正义理论、协同理论以及制度理论。在正义理论指引下，明确了基本医疗卫生制度改革需要通过"起点公平""底线公平""机会公平"来构建"人人享有基本医疗卫生服务"的制度框架，以及提出政府在保障公众基本健康权利中的应尽职责；通过以制度理论为贯穿透析我国基本医疗卫生制度发展和演变的过程，从而总结出成功的经验以及为后续改革提供参考；而协同理论为我国基本医疗卫生制度改革的深化给出了一条可行路径：推进"三医联动"改革，消解制度"割裂化"发展的路径锁定；通过制定改革的价值目标，完善改革的治理结构，并以顶层设计和制度优势来深化制度改革，最终实现"人人享有基本医疗卫生服务"到"人人公平地享有基本医疗卫生服务"的跨越式转变，真正提升我国国民整体健康素质，促进国家稳定和社会的长治久安。

（二）我国基本医疗卫生制度历史沿革和经验启示

我国基本医疗卫生制度的历史演变可划分为萌芽时期、形成时

期、成长时期以及构建时期四个阶段。通过对其制度背景、制度特征、制度内容的梳理，总结出历史上制度发展的有益经验，比如明确政府是制度推进和创新的重要力量，社会公众健康权利需要以制度作为保障，保障社会弱势群体的基本健康权利，充分彰显了卫生正义理念。

（三）我国现行基本医疗卫生制度存在的不足与原因

我国现行基本医疗卫生制度的框架结构，主要分为基本医疗服务提供体系和基本公共卫生体系，其中基本医疗服务提供体系又涵盖了基本医疗服务提供体系、基本药物供应保障体系以及基本医疗保险体系；我国现行基本医疗卫生制度改革已经取得了显著成效，公众看病就医问题有所缓解，但是仍存在一些不足，阻碍了"人人享有基本医疗卫生服务"目标的实现，主要表现在结构性问题和具体性问题两个方面，尤其突出了基本医疗卫生制度"割裂化"发展问题，直接损害公众获得基本医疗卫生服务的公平性和基本医疗卫生制度的运行效率。根据制度存在的问题，进而挖掘出导致问题产生的根源所在，主要有对制度改革缺乏正义性考量，政府相关政策跟进不及时，各方利益诉求难以均衡，制度改革的重点领域推进与政治、经济、社会的协同参与不足四大原因。

（四）国内"三医联动"的地方模式比较

本书对地方政府在基本医疗卫生制度改革中有关"三医联动"的现行探索实践进行分析比较。选取了上海、福建、安徽、山东四个地区的制度模式进行分析比较，得出"三医联动"是基本医疗卫生制度结构性整合的必然趋势，政府主导是制度模式推进的强大动力，强化医保第三方监督在制度推进中的作用，破除"以药养医"机制是公立医院改革的关键等有益经验启示。

（五）我国基本医疗卫生制度结构性整合的必然性、可行性和合理性分析

首先，分析我国基本医疗卫生制度结构性整合的必然性在于体现

了国家的政治制度底线要求，基本医疗卫生制度自身的复杂性以及"三医联动"具有消除内耗、提高效率的正当性；其次，分析我国基本医疗卫生制度结构性整合的可行性在于国家强大的政治承诺，国内先行地区"三医联动"改革的成功示范，以及我国经济社会发展为"三医联动"提供了必要条件；最后，提出了我国基本医疗卫生制度结构性整合的有效性方面在于基本医疗卫生制度和"三医联动"之间体现了目标与手段的多方对接，系统与要素的具体协同，以及凤愿与现实要求的高度统一。由此，凸显弥合基本医疗卫生制度"割裂化"发展的重要性，只有充分把握医疗、医药和医保体系之间内在的规律性，才能推进制度改革的整体性和全局性。

（六）我国基本医疗卫生制度改革深化的路径分析

基于上面理论阐释、问题分析以及实证比较，本书从以下四个方面提出了我国基本医疗卫生制度改革深化的路径：第一，基本医疗卫生制度深入改革需要明确"保基本""促公平""控费用""提效率"的价值目标；第二，通过构建"政府保基本、市场提效率、社会促公平"的治理新格局，健全基本医疗卫生制度体系以及为制度发展提供人力、财力、信息、法制等必要保障来确立卫生正义的理念指引；第三，基本医疗卫生制度深入改革需要以政府导向、整体统筹、利益均衡和渐进发展来完善治理结构；第四，从明晰政府在基本医疗卫生制度改革中的应尽职责，推进行政管理体制改革到位，以及优化"三医联动"机制三方面来保证卫生公正的框架建构。

二　研究思路

本书的技术路线见图 0 - 2。

三　研究方法

（一）文献研究法

着重对国内外关于基本医疗卫生制度、"三医联动"、正义理论、

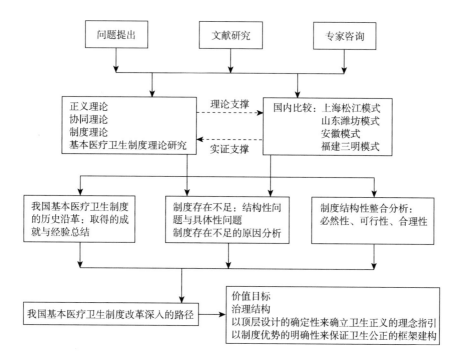

图 0 - 2　本书的研究技术路线

协同理论以及制度理论等方面进行系统的文献研究，资料来源有：
（1）电子数据库，如中国知网、万方数据库、维普和 Springerlink 等；
（2）与研究主题相关的网站；（3）相关专著；（4）国家法律法规及
相关政策；（5）专家咨询所收集的资料，在此基础上形成本书的理论
和实证研究基础。

（二）比较研究法

本书采取国内比较的方法，通过对比汲取有利的国内经验并指导
我国基本医疗卫生制度改革深化的路径。

（三）数据分析法

本书理论与实证并举，定性与定量并重。书中绝大部分数据主要
来自国家历年统计年鉴、卫生统计年鉴、卫生统计公报以及卫生服务
调查以及一些权威网站的统计数据；利用 EXCEL 等软件进行定量的数

据处理和制作相关图表来支撑本书观点。

（四）归纳分析法

本书导论中的国内外研究综述和第三章节的国内比较研究均采用了归纳分析的研究方法。一方面，通过对搜集的文献资料进行整理和分析，借鉴文献资料中相关素材和观点；另一方面，对国内部分地区"三医联动"的制度模式进行归纳总结，进而剖析问题，最终提出对深化我国基本医疗卫生制度改革的有益经验与启示。

第五节　本书可能的创新之处

目前，健康权已经成为国际社会公认的一项基本人权，卫生保健制度改革已经成为全球共同关注的话题。然而，在面对人们日益增长的医疗服务需求时，现有的医疗资源又是相对稀缺的。本书通过回顾我国基本医疗卫生制度发展和演变历程来探讨制度中所蕴含的社会正义与制度效率，试图找出在保障社会公平正义前提下，提高制度运行效率、最终以"公平与效率兼顾"的方式，达成"人人公平享有基本医疗卫生服务"目标的制度框架和深化路径。这不仅突破了理论上的创新，也使得本书的研究具有重要的现实价值。

以"三医联动"为视角来分析基本医疗卫生制度改革有助于透视我国"看病难、看病贵"问题，进而以正义理论来指导制度框架建构和以"联动"思想来完善"三医"各项制度，最终提升基本医疗卫生制度的公平正义与运行效率的著作尚不多见。尽管现阶段国内对"三医联动"的研究日益增多，但是少有结合我国"人人享有基本医疗卫生服务"的医改目标，单纯就医疗、医保和医药之间内在关系为出发点来探讨"三医联动"的可行路径，缺少了一定的理论根基与现实意义。本书通过探究现阶段我国基本医疗卫生体系的制度内涵、理论根基和发展现状，进而发现制度存在"割裂化"发展的路径锁定，且体系内的医疗、医药和医保因缺乏有效协同而阻滞了公众公平地获得优质、有效、安全、低廉的基本医疗卫生服务。在此基础上，"正义理论"和"协同理论"的出场，通过理论贯穿制度发展现实困境来构思出推进我国基本医疗卫生制度改革的深化路径。总之，本书对现有研究较大的创新和突破主要体现在以下三点：

一　全新的研究视角

2016 年 3 月，"三医联动"作为新时期医改的综合改革目标任务被写入《政府工作报告》，这意味着协调推进医疗、医保、医药联动改革的重要性。本书创新性地以"三医联动"为视角来探讨我国基本医疗卫生制度改革问题。首先，过去，我国基本医疗卫生制度改革比较分散，医疗、医药和医保之间的改革缺乏有效的互动和协同，而单向的、单系统的改革方式很难实现预期改革效果。

其次，现有关于基本医疗卫生制度系统性的研究不多，但就其制度体系内某一项制度的专门性研究较多见。比如，有关基本医疗保险制度的研究、基本药物制度的研究以及公立医院改革研究等。学界对基本医疗卫生制度缺乏整体性和全盘式研究的现状，不仅在于我国医药卫生体制的复杂性，也间接折射出国内对医药卫生制度改革缺乏整体统筹的思维定式，在学理研究和实践推进中往往专注于其中某一项制度。然而，公众基本健康权利的获得离不开医疗服务体系、医疗保障体系以及药品供应保障体系等制度的协作供给，缺一不可。

最后，在"三医联动"方面，以往的研究单纯将协同理论作为理论工具分析"三医联动"，研究仅停留在方法论层面，缺乏对"三医联动"学理规范层面和现实价值层面的研究。"三医联动"作为一项消解现行基本医疗卫生制度"割裂化"发展，促进其结构性整合的制度安排，需要以与人类健康权密切相关的正义理论为研究的逻辑起点。我国的基本医疗卫生制度是政府为了使得每位社会成员公平地享受可及、低廉、优质、有效、安全的基本医疗卫生服务而做出的一项制度保障。从正义论层面上来说，该制度的价值立场在于让每一位社会成员都公平地享有获得基本医疗卫生服务的平等权利，不因人群的身份、性别、地域、收入等差异而被排斥在体制之外。进而在正义理论应然的价值指引下，通过回顾我国基本医疗卫生制度发展和演变历程，并结合制度运作中存在的问题和对问题根源的深入探讨，来透析现实中卫生正义的实然状况，最终尝试构思出在保障社会公平正义的前提下，如何提高制度运行效率、最终以"公平与效率兼顾"的方式，达成"人人享有基本医疗卫生服务"目标的制度框架和深化路径，有效缓解社会"看病难、看病贵"问题。

二　理论运用上的创新

"三医联动"是理论框架指导下的协同。理论框架的价值取向需要向公平与效率统一迈进。"人人公平地享有基本医疗卫生服务"是"三医联动"改革的基本价值立场，而正义理论正是"三医联动"改革的逻辑起点；以制度理论来透视我国基本医疗卫生制度发展的历史演变，为后续改革提供有益的参考依据；在探索我国基本医疗卫生制度的制度框架建构和可行路径上，本书以正义理论为价值指引，并结合协同理论来引出"三医联动"的出场，试图以"三医联动"发挥协同效应来消解基本医疗卫生制度的"割裂化"发展的路径锁定，从而提升制度运行的整体效率。国内学界尚未有从以上多元理论视角阐释基本医疗卫生制度改革的论著。本书开掘和深化了基本医疗卫生制度改革的卫生正义性，并从"三医联动"视角探究基本医疗卫生制度改革深化的路径。这一观点和思维前人没有专题研究甚至尚未涉及，有助于我国基本医疗卫生制度理论和实践的发展。

三　研究方法的创新

"三医联动"作为我国基本医疗卫生制度运行的基本模式，即医疗强基层、药品新机制、医保全覆盖、公益保健康，其实现了研究方法上的创新。本书立足中国实际，以我国基本医疗卫生制度改革与发展的历史与现实为依托，梳理和总结出我国基本医疗卫生制度发展历史沿革中的有益经验。同时，通过从国际卫生保健制度比较与国内"三医联动"先行探索模式比较中，经过抽象和升华提炼出我国基本医疗卫生制度改革的可行路径和推广模式，从而达到事半功倍地消解我国公众"看病难、看病贵"问题的改革预期。总之，本书既重视理论探索，又重视实践研究；既重视顶层设计的理论根据，又关注其现实必要性、可行性和合理性、面临的现实障碍及深化路径等制度研究的关键环节；既注重历史经验的总结，又能立足于国内部分地区试点的先行改革模式借鉴，实现了研究方法上的创新。

当然，本书还只是从宏观制度层面进行的总体研究。鉴于我国国情的特殊性以及医药卫生体制改革的复杂性，在我国基本医疗卫生制度改革深化中，还需要结合实际情况和大量数据调研进行充分论证和推敲，才能最终制定具体实施方案。因而，本书的研究成果有待在实践中深化和检验。

第一章 我国基本医疗卫生制度概述

第一节 我国基本医疗卫生制度的一般定义

一 基本医疗卫生制度的内涵界定

（一）基本医疗卫生服务

基本医疗卫生服务在 20 世纪 70 年代末，主要以初级卫生保健（Primary Health Care，PHC）的形式成为许多国家政府的责任和行动，在一些发展中国家逐步发展优先的基本医疗卫生服务，经费来自国家援助、政府或个人①。所谓初级卫生保健，最早在 1978 年《阿拉木图宣言》中提出，指的是一种基本的卫生保健，这种卫生保健采取的方式在技术上是可行的，在学术上是可靠、能够被社会所接受的，个人与家庭通过积极参与普遍能够享有的，费用也是本着自力更生及自觉精神能够负担得起的。② 我国学者普遍认为，初级卫生保健是指人人都能得到的，体现社会平等权利的，社会公众和政府都能负担得起的基本卫生保健服务。

---

① 李玲等：《社区卫生服务及基本卫生服务主要内容探讨》，《卫生经济研究》2004 年第 11 期。

② 刘运国：《初级卫生保健的内涵及其在我国的发展回顾》，《中国卫生经济》2007 年第 7 期。

　　然而，真正意义上的"基本医疗卫生服务"概念是在《1993年世界发展报告》中被正式提出。所谓"基本"，一方面要从医学领域对于健康需求的界定考虑，另一方面要考虑国家经济发展状况。随后，该报告又进一步提出了5条界定基本医疗卫生服务的标准。主要包括确定优先的基本医疗卫生服务[①]、健康危险因素、"成本低、效果好"的干预措施、覆盖率问题[②]以及可负担性问题。可见，基本医疗卫生服务的定义可以概括为：与经济社会发展水平相适应的，国家、社会、个人能够负担得起的投入少、效果好，能够满足社会成员基本健康需求的医疗卫生服务。马安宁等[③]将基本医疗卫生服务的内涵分为广义和狭义：广义上凡是能够促进健康、维护生命和防治疾病的服务都应是基本医疗卫生服务；狭义上是那些与我国社会主义初级阶段经济社会发展水平相适应的，政府、社会和个人合理分担且负担得起的，充分体现公平的，安全、有效、方便和价廉的医疗卫生服务。其实，两者都将基本医疗卫生服务区别于只有少数人才能享受得起的"非基本医疗卫生服务"，如高精尖、高费用技术等。本书所研究的基本医疗卫生服务属于狭义上的范畴。在沿用该定义的基础之上，将基本医疗卫生服务归纳为：与中国现阶段经济社会发展水平相适宜的，在国家、社会、个人负担能力范围内，满足社会公众基本健康需求的公平、可及、优质、价廉、安全、有效的医疗卫生服务。由于其关系到社会公众的基本健康权利和国家的长治久安，具有较强的公共性和外部性特征，这决定了政府干预的必要性和合法性。简言之，基本医疗卫生服务具有三大特性：一是公平性。它主要是指社会公众不受身份、职业、收入、种族等限制，都能够公平地享受基本医疗卫生服务。二是适宜

---

　　① 丁淑娟：《基本医疗服务的界定与政府责任——兼评"把基本医疗卫生制度作为公共产品向全民提供"》，《广西经济管理干部学院学报》2009年第4期。

　　② 胡善联：《基本医疗卫生服务的界定研究》，《卫生经济研究》1996年第2期。

　　③ 马安宁等：《潍坊市普及基本医疗卫生制度实验研究的理论成果》，《中国初级卫生保健》2011年第1期。

性。基本医疗卫生服务是根据一定时期社会公众对医疗服务的需求、能力以及对医疗费用负担能力的预测，确定给予优先保障的医疗服务。尤其是基本医疗卫生服务，它是国家、社会和个人三方合理分担费用，需要与经济社会发展水平和可承受力相适应。三是动态性。政府和社会集中力量优先解决满足公众基本健康需求的基本医疗卫生服务，但这并不意味这种服务是低水平的。随着经济社会的不断发展，基本医疗卫生服务的覆盖范围和保障水平也将随之提高，这就要求中国政府必须要承担起与时俱进地完善现行的基本医疗卫生制度、不断加强公共财政投入能力和提高公共财政投入水平的职责，以满足社会公众日益增长的基本医疗卫生服务需求。

我国基本医疗卫生服务主要分为公共卫生服务和基本医疗服务两部分。其中，公共卫生服务主要涵盖了计划免疫、疾病预防控制、健康教育、卫生监督、妇幼保健、精神卫生、卫生应急、急救、采血服务等在内的 12 个领域；基本医疗是当前公共财政能够保障的，通过基本药物、适宜技术和适当人力能够提供的人群最必需的医疗服务①。基本医疗服务的基础是技术合理，以防止卫生资源的过度利用；基本医疗服务具有质优价廉的特点，主要满足广大居民最常见、最基本的健康需求，其主要包括向公众提供的基本医疗保险、基本药物以及适宜技术，按照规范诊疗程序提供的慢性疾病的诊断、治疗和康复等医疗服务和健康保障内容。

（二）基本医疗卫生制度

基本医疗卫生制度源于初级卫生保健制度，但又有所不同。基本医疗卫生制度是指一种由政府组织，向全体居民免费提供公共卫生服务和按照成本收费提供基本医疗服务的健康保障制度，是满足经济社会发展和公众日益增长的医疗卫生服务需求的更高水平的制度安排。从内容上讲，基本医疗卫生制度包括公共卫生服务体系、基本医疗服

---

① 转引自秦晴等《〈基本医疗卫生保健法〉立法问题探讨》，《医学与社会》2011 年第 6 期。

务提供体系、基本药物供应保障体系、基本医疗保险体系。从形式上讲，基本医疗卫生制度不需要个人支付公共卫生费用，但需要缴纳基本医疗服务的成本费用，这有别于初级卫生保健制度。此外，基本医疗卫生制度较初级卫生保健更加系统、完善，涵盖的范围更广，更注重城乡、区域、人群之间的平衡，更加人性化、政府支持力度更大[①]。

基本医疗卫生制度突出"基本"即维系居民健康一般的、必需的、能满足预防和控制常见疾病的公共卫生服务和基本医疗服务。本书认为，基本医疗卫生制度是指政府为了使得每位社会成员公平地享受可及、低廉、优质、有效、安全的基本医疗卫生服务而做出的一项制度保障，其目的在于满足社会公众的基本健康需求。有关基本医疗卫生制度的内容主要包括：

第一，制度的服务主体。新医改明确提出把基本医疗卫生制度作为公共产品向全民提供。因此，政府理所应当成为提供基本医疗卫生服务的主体，并且卫生行政部门不是唯一的责任部门，而是应该联合政府多部门共同参与和实施。

第二，制度的服务对象。基本医疗卫生制度的服务对象是城乡全体公民，尤其是对农村居民、低收入者等社会弱势群体的关怀和政策倾斜，通过基本医疗卫生制度的全覆盖，实现"人人享有基本医疗卫生服务"的改革目标。

第三，制度的服务范畴。基本医疗卫生服务是可及的、公平合理的公共卫生服务和基本医疗服务。具体来说，基本医疗卫生制度是以国家和社会筹资为主，通过免费或低价向社会成员提供最基本的健康需求，故其使用的材料、药品和诊疗技术都是基本的和适宜的，主要保证两个基本原则，即费用支付的可负担性和服务提供的可

---

① 李媛媛、卞淑芬、张曼萍：《基本卫生保健制度与初级卫生保健的比较分析》，《中国初级卫生保健》2008 年第 6 期。

及性。

第四，制度的相关政策。主要包括5个方面：（1）筹资机制：有关公共卫生服务与基本医疗服务的经费来源。（2）基本药物供应和保障体系：有关公共卫生服务与基本医疗服务中使用的基本且必需的药品供应和保障。（3）基本医疗服务提供体系：提供公共卫生服务与基本医疗服务的医疗机构，在我国主要是由政府办的基层医疗机构和公立医院通过适宜诊疗、适宜技术和基本药用的使用来提供该项具有社会福利性质的服务。（4）基本医疗保险体系：有关基本医疗卫生服务的付费问题。我国基本医疗保险体系主要是由城镇职工基本医疗保险、城镇居民基本医疗保险和新型农村合作医疗三大保险制度为社会公众构筑起健康保障安全网，进而提升基本医疗卫生服务的可负担性。（5）组织管理体制：有关卫生主管部门对基本医疗卫生服务经费筹集、服务提供、付费方式、药品供应等环节的管理，是基本医疗卫生制度有效运行的组织保障。

第五，制度的效果评价。目前国际公认的卫生保健制度改革效率评价指标主要是借鉴世界卫生组织（WHO）用来评价191个国家（地区）卫生保健制度改革效率的评价内容。马强提出主要是按照每一个国家或地区卫生总费用占当年国内生产总值的比例，与该国公民能够享受到的医疗卫生服务在公平性、可及性、反应性方面的状况比较，以及该国的婴幼儿死亡率、平均期望寿命、孕产妇死亡率和5岁以下儿童生存率等健康指标的改善情况比较[1]。

由于本书研究的是现阶段与"看病难、看病贵"密切相关的基本医疗服务，因而，研究对象主要是提供和保障基本医疗服务的基本医疗服务提供体系、基本药物供应保障体系以及基本医疗保险体系，但这并不意味着公共卫生服务体系不重要。

---

① 马强：《公平与效率相统一的资源节约型道路是中国"医改"的基本落脚点》，《中国卫生资源》2009年第1期。

二　基本医疗卫生制度的特征与功能

（一）基本特征

其一是普惠性。即人人享有基本医疗卫生服务。基本医疗卫生制度强调"全覆盖"，即覆盖对象为全体国民，其体现出制度享有的公平性。基本医疗卫生制度要让每一位公众普遍地从中受惠，分享到经济社会发展成果所惠及的健康福祉，尤其强调覆盖到农村、偏远地区的社会弱势群体。这是基本医疗卫生制度的出发点和落脚点，也是党和国家"立党为公"、"执政为民"的执政理念与社会主义国家优越性的集中体现。

其二是公平性。即每一位社会成员都能够享有获得基本医疗卫生服务的平等权利，不因身份、性别、地域、收入等差异而被排斥在体制之外，进一步缩小城乡经济社会发展差距，其制度体现出公平与正义的特点。

其三是政府主导。制度作为一种公共资源，关系到每位社会成员的切身利益。基本医疗卫生制度作为社会保障制度的重要组成部分，具有公共物品属性，即公共性。公共产品具有非排他性、非竞争性和非分割性以及外部性，市场提供此类产品无法实现有限资源配置的帕累托最优效率[1]。因此，公共产品理应由政府主要负责供给。基本医疗卫生制度是一项由中央政府组织和领导的自上而下推进的制度安排，政府通过卫生规划、顶层设计、政策安排、法律制定和监督管理等方式来确保每位社会成员都能够平等地获得基本医疗卫生服务。尤其是在基本医疗卫生法制化上：一方面，政府通过立法手段保障全体公民获得基本医疗卫生服务的权利和义务；另一方面，在基本医疗卫生制度推进中有效规范政府、市场、社会乃至个人行为，确保制度的有效实施和推行。

其四是可持续性。制度作为一种体现公共利益的公共产品，其发

---

[1]　罗重谱：《农村基本医疗卫生服务的民间供给与政府责任》，《福州党校学报》2008年第1期。

展水平和推行程度必须要与各国家或地区的经济社会发展、国家财政能力、个人的可支付能力相适应，提供基本的医疗卫生服务，保障公众基本健康权利。鉴于现阶段我国处于社会主义初级阶段并且拥有14亿庞大人口的发展中国家的基本国情，基本医疗卫生制度必须遵守"保基本"的原则；同时，要考虑到成本效益原则，换言之，要将最少的卫生投入转化为最大的健康效益产出。

其五是复杂性。基本医疗卫生制度是由公共卫生服务体系、基本医疗服务提供体系、基本医疗保险体系、基本药物供应保障体系组成，其中每一个制度体系都有着各自的特点和运行规律。由于各项制度体系都是围绕公众健康需求展开，各项制度相互作用且关系错综复杂。从世界各国或地区卫生保健制度改革的历史来看，卫生保健制度改革与各国家或地区的政治、经济、社会和文化发育程度密切相关。同时，鉴于人类需求的无限增长性，到目前为止，世界上还不存在一个能够完全满足所有公众健康需求的完美的卫生保健制度，但这是制度不断完善的努力方向。

（二）主要功能

其一，基本医疗卫生制度是提升国家劳动力的健康资本，促进社会生产力发展的重要保障。基本医疗卫生制度是社会进步、生产力提高的必然结果；基本医疗卫生制度的建立和完善能够推动社会的进步和生产力的发展。劳动力的保护和再生产是社会生产和再生产的基础，基本医疗卫生服务的提供不仅保障了劳动者的身心健康，也解除了"因病致贫"和"因病返贫"的后顾之忧，使百姓安居乐业，从而提高劳动生产率，促进国民经济的快速发展。因而，基本医疗卫生制度的建立与完善是经济社会发展的重要基础，也是世界各国提升国民健康保障水平面临的时代任务。

其二，基本医疗卫生制度是政府通过对有限卫生资源分配和再分配，促进社会公平和正义的重要举措。国民整体健康素质的提升离不开每一位社会成员公平地享有基本医疗卫生服务的制度保障。通过人人享有基本医疗卫生服务可以让社会资源达到一定程度的公平分配，以弥补按劳分配和市场机制造成的不平等，降低健康不公平的产生，保持社会经济的稳定发展。而基本医疗卫生制度通过国家税收和转移支付手段，筹集提供公共卫生服务和基本医疗服务的经费来实现社会资源的再分配，满足那些偏远贫困地区和丧失劳动能力的社会弱势群体的基本健康需要，这有助于缩小社会贫富差距带来的健康获得能力的差异，调和社会不和谐因素和社会矛盾。

其三，基本医疗卫生制度是现阶段消解社会公众"看病贵、看病难"问题的有效制度安排。现阶段，公众普遍反映"看病就医"的不便利和经济负担沉重。通过建立健全现行的基本医疗卫生制度，可以不断优化医疗服务提供体系结构，提升基本医疗保险制度的健康保障兜底能力以及推动基本药物供应保障体系来促进合理用药，最终向全体国民提供可及、低廉、安全、有效的医疗卫生服务，这就是保障国民"病有所医"和"病有所保"的基本医疗卫生制度改革目标，有助于消除因疾病和健康不公平所带来的社会不安定因素，有利于国家安定繁荣，促进和谐社会的建构。

其四，基本医疗卫生制度是践行"以人为本"科学发展观和维护社会和谐稳定的助推器。没有健康，就谈不上人自身的发展与幸福。党的十六大就提出把包括健康素质、思想道德素质、科学文化素质的全面提高，人的全面发展，作为小康社会发展的目标之一[1]。总之，结合现阶段"看病难、看病贵"问题，建立健全基本医疗卫生制度，完善顶层设计与制度安排，才能使公众的基本健康权得到保障，小康社会目标才能实现。

三 "三医联动"

目前，国内对"三医联动"还没有形成统一的定义，因所研究的

---

[1] 王保真：《"病有所医"与基本医疗卫生制度的构建》，《中国卫生资源》2008年第1期。

具体问题不同，"三医"所指向的概念和范围有所不同。"三医联动"最早是由时任国务院副总理的李岚清同志在 2000 年全国城镇职工基本医疗保险制度和医药卫生体制改革工作会议上提出的，会议要求同步推进城镇职工基本医疗保险制度、医疗机构和药品生产流通体制三项改革。第一次明确了三项改革需要同步推进。

最早开始从理论上研究"三医联动"的是复旦大学的胡善联教授，他指出，"三医联动"是城镇职工医疗保险制度改革、医疗卫生体制改革和药品生产流通体制改革三个方面的联动和互动改革[①]。虽然以上对这个定义重点强调了"三医"改革的互动性，但在"三医联动"目标和行动问题上较为模糊。

2007 年，时任国务院总理的温家宝同志在调研城镇居民基本医疗保险和基层医疗卫生体系建设时指出：社区医疗体系建设要与整个医疗卫生体制改革相衔接，统筹考虑医疗体制、医保体制、医药购销体制的改革[②]。该思想强调医疗体制、医保体制、医药购销体制三项改革需要整体统筹并最终服务于国家医药卫生改革全局。自此，"三医联动"改革的理论和实践在全国迅速展开。

"三医联动"，即医疗、医药、医保的联动改革。对于整个医药卫生领域来说，"三医"分别指医疗服务体制、药品供应保障体制以及医疗保障体制。本书立足于基本医疗卫生制度，突出强调了制度所供给的是保障公众基本健康需求的基本医疗服务，突出了"保基本"特性，这要与非基本区分开。因而，本书中，"医疗"是指由基层医疗机构和公立医院为主体的基本医疗服务提供体系；"医保"是指由城镇职工基本医疗保险制度（简称"职工医保"）、城镇居民基本医疗保险制度（简称"居民医保"）、新型农村合作医疗制度（简称"新农

---

① 胡善联：《"三医联动改革"中的集团利益分析》，《卫生经济研究》2002 年第 11 期。
② 转引自张立军《三医（医疗/医保/医药）联动改革总体设计研究》，博士学位论文，同济大学，2008 年。

合”）构成的基本医疗保险制度；“医药”是指有关纳入基本医疗保险目录的基本药物供应保障体系。

而在本书所研究的基本医疗卫生制度框架下，“三医联动”是指在政府主导下，为了保障每一位社会成员的基本健康权利，通过联动医疗、医药、医保来缓解公众“看病难、看病贵”问题，并对现行基本医疗卫生制度“割裂化”发展作出结构性调整的一项制度安排。一方面，它既是对现有的有限卫生资源的调整和再分配，也是对医疗、医药和医保各项制度不断完善的过程。具体来说，提升基本医疗保险体系对“病有所保”的健康保健兜底能力，提高基本医疗服务提供体系对“病有所医”的服务能力以及基本药物供应保障体系对“降低药价”和“用药合理”的规范能力；另一方面，只有厘清以上三者内在的规律并将其联动起来，才能在实现“人人享有基本医疗卫生服务”的同时，又能发挥制度“1 + 1 > 2”的协同效应，真正保障社会公众及时就医、安全用药和合理负担。简言之，“三医联动”是以满足公众基本健康需求为导向，兼顾社会公平与制度效率，消解我国基本医疗卫生制度“割裂化”发展的制度安排。

第二节　我国基本医疗卫生制度的历史沿革

我国基本医疗卫生制度改革取得了显著的成就，但其发展仍然滞后于经济和其他社会事业发展，医疗卫生服务难以满足人民日益增长的健康需求，“看病难，看病贵”成为社会关注的问题[①]。我国基本医疗卫生制度的发展经历了萌芽、形成、成长、构建四个阶段，这一过程从“人人享有初级卫生保健”到“人人享有基本医疗卫生服

---

① 马玉琴等：《我国基本卫生保健制度内涵及策略解析》，《医学与社会》2009 年第10 期。

务"目标的飞跃，不仅反映出经济社会得到快速发展、公众健康诉求的不断提升、政府责任和制度供给从缺失到回归的转变，更加明确了"人人公平地享有基本医疗卫生服务"是制度变迁始终坚持的价值导向。

一　萌芽时期：新中国成立之初的初级卫生保健制度

有关基本医疗卫生制度的实践最早开始于新中国成立初期。新中国刚成立时，经济社会等各项事业百废待兴，缺乏最基本的医疗卫生体系，社会公众的健康水平低下，表现为婴儿死亡率高达200‰，孕妇死亡率为15‰，人均期望寿命只有35岁[①]。为了解决国民基本健康问题，开展了"面向工农兵，预防为主，团结中西医，与群众运动相结合"的大卫生运动，这就是我国基本医疗卫生制度的萌芽阶段。当时，国家财政能力有限，主要任务是建立公共卫生服务体系，发展壮大城乡基层医疗卫生服务组织，向社会提供传染病防治、妇幼保健为主的基本医疗卫生服务。1951年卫生部颁行的《农村卫生基层组织工作具体实施办法（草案）》，就具体指明了新中国成立初期的基本医疗卫生服务内容[②]：以预防为主、注重改善环境卫生、致力于解决安全饮水、粪便处理问题，为妇女儿童提供基本保健服务、开展人群健康教育、实行广泛的社会动员、鼓励公私机构合作、收集和利用卫生信息、开展初级卫生人员训练等改革内容。政府凭借所掌握的公共权力对医疗服务、医疗保障、食品药品、卫生防疫、卫生监督等实行统一管理，对承担预防保健任务的卫生机构实行全额拨款。此阶段主要呈现以下特点：

---

①　雷海潮、黄佳玮、侯建林：《对中国公共卫生体制建设和有关改革的反思与建议》，《中国发展评论》2005年第7期。

②　转引自张江漫、李永芳《中国基本医疗卫生制度改革的进程、成就与经验》，《社会科学》2018年第12期。

其一，政府强制性主导制度变迁和公众需要诱导制度变迁相结合。1950 年 8 月第一届全国卫生会议提出了"面向工农兵、预防为主、团结中西医"的卫生工作三大原则，1952 年 12 月第二届全国卫生会议中又增加了"卫生工作与群众运动相结合"的原则。这一时期的卫生运动结合公社大生产，社会各界具有较强的提升自身健康水平的主观能动性，积极参与政府组织和领导的卫生改革事项。

其二，制度向社会弱势群体（尤其是农村居民）倾斜。新中国成立初期卫生改革的重点在农村，这在如《关于组织巡回医疗队下农村问题的报告》《全国农村人民公社卫生院暂行条例（草案）》等政府文件中有体现。

其三，制度内容重点在建设基层和扩大预防。当时的卫生部在 1957 年的《关于加强基层卫生组织领导的指示》中明确指出医疗预防、卫生防疫、妇幼卫生、卫生教育等工作的重要性和基层卫生组织在承担以上工作中要体现社会主义卫生福利性。形成了包括医疗、预防、保健、康复在内的比较完整合理的医疗卫生服务提供体系。在城市地区形成了市、区和街道组成的三级医疗服务体系；在农村地区，形成了以县医院为龙头、以乡（镇）卫生院为枢纽、以村卫生室为基础的三级医疗预防保健网。基本医疗卫生服务的普及性大幅度提高。

其四，制度安排具有一定统筹性。一方面通过公费医疗、劳保医疗、合作医疗的推行，实现了健康保障广覆盖；另一方面，医疗机构的人员薪资、基础设施以及医疗设备的投入主要来自政府和各经济集体组织，有关改革的所有事务受到政府的严格控制。

可见，我国基本医疗卫生制度萌芽时期表现为政府主导下的大卫生运动；由于受限于当时经济社会发展水平以及农村突出的公共卫生问题，该项制度处于低发展水平，主要覆盖农村居民和解决初级的卫生保健问题。我国政府在新中国成立初期所主导的大卫生运动具有强制性制度变迁和诱导性制度变迁相结合的特点。一方面，政府出于巩固执政地位的自身利益考虑，必然要担起主要责任，自上而下推进卫生改革，提升公众健康水平；另一方面，公众出于自身生存和发展的需要，也会积极参与改革，因而促成了自上而下和自下而上相结合的群众性爱国卫生运动。同时，我国所独创的农村合作医疗、三级医疗预防保健网和"赤脚医生"被世界卫生组织赞誉为中国卫生革命的三大法宝，也为后来基本医疗卫生制度变迁和发展提供了重要基础和经验借鉴。

二　形成时期：改革开放后的基本医疗卫生保健

《阿拉木图宣言》正式提出了"初级卫生保健"的概念，并认为初级卫生保健是实现"2000 年人人享有健康"目标的基本策略和关键途径。

结合初级卫生保健的相关内容与新中国成立以来开展的大卫生运动的经验，1990 年，原卫生部发布了《关于我国农村实现"2000 年人人享有卫生保健"的规划目标（试行）》，提出了包括支持体系、服务体系、健康指标三大内容的中国初级卫生保健 13 项指标，并细分为贫困、温饱、宽裕和小康四类地区的最低限标准①，以及制定了包括规划试点、全面普及、加速发展和全面达标等内容的发展时间表。

1990 年和 1992 年对各地区初级卫生保健情况进行了考核，结果发现：我国初级卫生保健初步达标，但在健康教育普及率、行政村卫生室覆盖率、医疗保险覆盖率方面存在指标完成不平衡现象；东西部地区、城市与农村进展不平衡。2000 年城市的人均卫生总费用支出为1108.9 元，农村为 24.7 元，城市与农村之比超过 5∶1②。究其原因：

---

① 刘运国：《初级卫生保健的内涵及其在我国的发展回顾》，《中国卫生经济》2007 年第7 期。

② 张江漫、李永芳：《中国基本医疗卫生制度改革的进程、成就与经验》，《社会科学》2018 年第 12 期。

改革开放后，我国向市场经济体制转轨，政府的优先重点在于发展经济，减少了对卫生的财政投入，实行"效率优先、兼顾公平"的卫生改革政策。

20 世纪 90 年代末，由于"达标升级"导致地方形式主义作风泛滥，中央政府下令取消初级卫生保健的达标评审，自此，初级卫生保健发展进入停滞状态。

这一阶段主要表现出以下特点：①政府公共财政投入："从既给政策又给钱"到"只给政策不给钱"的转型；②基本医疗卫生服务体系：从公益性到趋利性的转向；③基本药物供应保障体系：从统购统销到放宽管控的转型；④基本医疗保险体系：职工医保和新农合的先后建立。

三 成长时期：2003 年 SARS 疫情后的基本医疗卫生制度

改革开放前，我国仅用世界卫生总费用的 1%—2%，有效保障了占世界总人口 1/5 人群的基本医疗卫生需求，卫生公平和享有初级卫生保健水平曾排名世界第 41 位。然而，我国的医疗卫生公平性排名在 2003 年竟位列世界倒数第 4 名。国务院发展研究中心课题组在 2005 年的医改研究报告中指出："非典"暴露的决不仅仅是应急医疗系统问题，而是整个医疗卫生体制，特别是常规医疗卫生体制的失效问题。

这一阶段，在市场逐利机制作用下，大型公立医院扩建，公益性不断被弱化；特需服务快速发展，基本医疗卫生服务供给被弱化。随着政府财政对医疗机构投入的减少，"以药养医"、过度医疗等现象普遍存在，医疗费用快速上涨，公众"看病难、看病贵"问题日益突出，卫生事业发展的公平性下降。

四 构建时期：2009 年医改的新思路

2009 年，中共中央、国务院启动了新一轮医药卫生体制改革（简称"新医改"），出台了《中共中央国务院关于深化医药卫生体制改革的意见》、《医药卫生体制改革近期重点实施方案（2009—2011年)》，旨在解决"看病难、看病贵"问题。"新医改"提出了：到2020年人人享有基本医疗卫生服务的改革方向和制度框架。把"基本医疗卫生制度"看作一种公共产品，标志着我国基本医疗卫生制度进入了构建时期。

（一）基本医疗卫生制度的提出背景

1. 国际社会的外力推动

2005年，WHO提出了全民覆盖（Universal Coverage，UC）的理念，认为"全民覆盖"与"人人健康和人人享有初级卫生保健"的概念是一致的，并积极倡导在世界范围尤其是发展中国家推进全民覆盖目标的实现。WHO诠释了全民覆盖的含义，主要包括两个方面：①全民覆盖即所有的居民当需要时，可以以承担得起的成本获得适宜的卫生保健服务；②预付与风险共担是医疗保障筹资系统的基本特征。[①]"全民"在此是指不分户籍、身份、职业、种族差别的全体国民，都平等地参与健康保障制度。而目前我国基于城乡二元结构，基本医疗卫生服务在筹资、服务、支付、政策等方面均存在城乡、区域、人群差异，仍未达到真正意义的"全民覆盖"。

2. 我国社会转型期的内在需要

基本医疗卫生服务的商业化、市场化倾向使得社会公平性下降、医药卫生体制运行效率低下，政府回顾历史上医改失败的经验教训，开始意识到优先保障所有人的最基本的医疗卫生需求，尽可能满足更多社会成员的更多基本医疗需求才是现阶段医药卫生体制改革较为合理的选择；认识到基本医疗保险制度在中国不可能单兵突进，它至少要与基本医疗服务提供体系和基本药物供应保障体系结合起来。

[①] 柏雪：《新型农村合作医疗纳入全民基本医疗保险的路径研究——以广东东莞、江苏昆山等为例》，硕士学位论文，苏州大学，2012年。

（二）基本医疗卫生制度的内容

新医改重点提出了实现"人人享有基本医疗卫生服务"的"四梁八柱"，即基本医疗卫生制度的基础构架包括公共卫生服务、医疗服务、医疗保障和药物供应保障四大体系建设，以及管理、监管、运行、投入、信息及法制、价格和人才8个方面的体制支撑（图1-1）。"四梁八柱"构成了基本医疗卫生制度的基础构架，是人人公平地享有安全、有效、便利、优质的基本医疗卫生服务的基本载体。"四梁八柱"既相对独立，又密切联系，相互补充，缺一不可，共同作用于"人人享有基本医疗卫生服务"目标。离开了"四梁八柱"，基本医疗卫生服务作为公共产品向全民提供便无从谈起。在改革推进中，要把"四梁"作为"人人享有基本医疗卫生服务"目标的基本前提和基础条件；把"八柱"作为实现"人人享有基本医疗卫生服务"目标的体制机制保证。

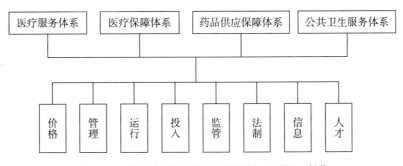

图1-1　我国基本医疗卫生制度的"四梁八柱"

（三）基本医疗卫生制度的实施

2009年新医改的总体目标是"建立健全覆盖城乡居民的基本医疗卫生制度"。目标的实现分为两个阶段：第一阶段：2009—2011年，建立基本医疗保险制度和基本药物制度，健全基层的医疗卫生体系，减轻公众看病的经济负担；第二阶段，2012—2020年，建立起比较完善的公共医疗卫生服务体系，形成科学的医疗机构运行机制和管理体制，达成人人享有基本医疗卫生服务的目标。第一阶段着重推进五项重点领域改革：第一，加快推进基本医疗保险制度建设；第二，初步建立国家基本药物制度；第三，健全基层医疗卫生服务体系；第四，促进基本公共卫生服务逐步均等化；第五，推进公立医院改革试点。从医药卫生体制建设和完善的角度衡量，新医改实现了基本医疗保险制度覆盖面的不断扩大和基层医疗卫生服务体系的改革重构，取得了很大的成就。城镇职工基本医疗保险、城镇居民基本医疗保险和新型农村合作医疗参保人数基本实现了制度框架的全覆盖，政府办的基层医疗机构全部推行了以"零差率"销售为重点的基本药物制度。

第三节　我国基本医疗卫生制度变迁中取得的成就及经验总结

从新中国成立起，党和政府就领导全国人民群众共同推进卫生事业的改革与发展，取得了显著成就，至今已经初步形成了适合中国现实国情的基本医疗卫生制度。我国基本医疗卫生制度经历了萌芽、形成、成长、构建四个历史发展时期，为后续实现"人人享有基本医疗卫生服务"的医改目标提供了有益经验。

一　我国基本医疗卫生制度变迁取得的成就

（一）基本医疗服务提供体系逐步完善

中央政府加大投入支持基层医疗机构建设，启动了以全科医生为重点的基层医疗机构卫生人才队伍建设，城乡基层医疗服务"软硬件"都得到明显改善，基层服务能力持续改善。如图 1－2 所示，2009—2019年，基层医疗机构诊疗人次从 33.9 亿人次增长到 45.3 亿人次；2009—2014年，基层医疗机构诊疗人次迅速增长，在 2014 年之后增长速度逐渐趋于平缓，2019 年诊疗人次达到最高点。

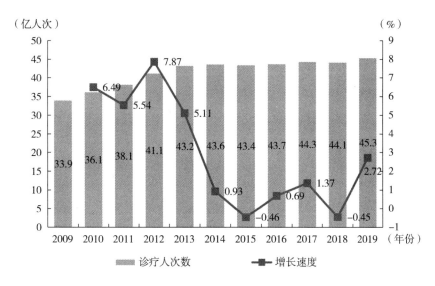

图 1 - 2　2009—2019 年基层医疗机构诊疗人次变化趋势

同时，公立医院改革试点也积极推进并不断积累有益经验。自 2009 年新医改以来，我国积极推进公立医院改革试点，进一步提升了县级医院服务能力，同时扩展深化了城市公立医院改革试点。深化了体制机制综合改革，取消"以药补医"机制，按照"政事分开、管办分开、医药分开、营利性和非营利性分开"的要求，改革补偿机制，建立现代医院管理制度。

（二）基本形成了全民基本医疗保险的制度框架，公众就医经济负担有所缓解

目前，我国全民基本医疗保险制度基本建立，城镇职工基本医疗保险、城镇居民基本医疗保险和新农合参保人数超过 13 亿，参保覆盖率稳定在 95% 以上。城乡居民基本医保财政补助标准由 2008 年的人均 80 元提高到 2015 年的 380 元。城镇职工基本医疗保险、城镇居民基本医疗保险和新农合政策范围内住院费用支付比例分别达到 80%、70% 和 75%，较改革前有明显提高。城乡居民大病医保试点也在全国范围内推广开来，有效缓解了"因病致贫""因病返贫"

问题。

（三）基本药物制度在基层医疗机构得以巩固，极大缓解了基层公众就医经济负担

2012年版的国家基本药物目录已经全面实施，初步形成了基本药物生产、流通、使用的运行体系，完善了基本药物制度和基层运行新机制。主要表现在：地方增补药品规范严格，政府通过培训基本药物知识、竞聘上岗、执业考核挂钩的方式引导基层医务人员规范使用基本药物，基本药物临床应用指南覆盖所有政府办基层医疗机构。随着基本药物制度初步建立，基层基本药物零差率销售实现全覆盖。2009—2018年，基层医疗机构的药品收入占其平均总收入的比重由50.25%下降到38.80%（图1-3）。基本药物价格下降，大幅度减轻了基层群众用药负担。

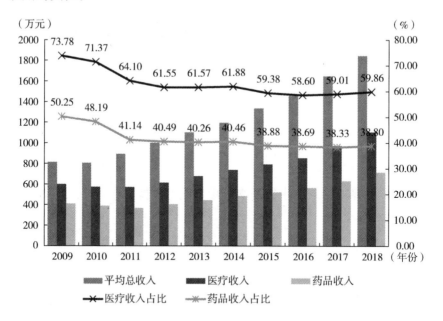

图1-3　2009—2018年我国基层医疗机构医疗收入和药品收入情况

资料来源：《2019中国卫生健康统计年鉴》。

二　我国基本医疗卫生制度变迁经验总结

（一）政府是制度推进的重要力量

纵观我国基本医疗卫生制度改革历程，无不显示出政府将公平正义理念贯穿于卫生事业发展的政治决心，将卫生事业发展置于社会发展的优先地位。通过政府的统一规划、组织和大力投入，初步形成了社会主义国家包含医疗服务、医疗保障、药品供应保障在内的比较完整的布局合理的基本医疗卫生制度框架。把对健康起点公平、过程公平与结果公平的重视和追求贯穿基本医疗卫生制度设计及实施的全过程，尤其在卫生资源配置问题上突出公平性。

（二）制度是维护社会公众健康权利的重要保障

基本医疗卫生制度几十年来改革与完善的经验告诉我们，改革重在"顶层设计"，"价值取向"更是事关改革成败。改革开放以前，在经济发展水平很低的条件下，中国的卫生事业创造了"以最少投入获得了最大健康收益"的国际典范，除了政府和全国人民的不懈努力，更离不开一套科学合理的制度设计。

我国政府在回顾和总结40多年来的医药卫生改革发展历程后，提出了构建覆盖城乡全体居民的基本医疗卫生制度，认识到该制度是实现"健康全民覆盖"目标的必经阶段，有利于保障社会公众的基本健康权利，解决基本医疗卫生制度发展的突出问题，具有重要的现实意义。

（三）卫生正义要求充分保障社会弱势群体的基本健康权利

正义是制度存在的首要前提与意义。推进我国基本医疗卫生制度建设，尤其要维护农村居民、低收入者等社会弱势群体的基本健康权利，这是实现我国社会健康公平的基础。我国是一个农村人口居多的农业大国，贫困及弱势群体也占到相当大的比例，因而，应充分重视农村居民等弱势群体的健康保障问题，给予必要的财政倾斜和社会关怀，保障处于不利地位的社会成员与处于有利地位的社会成员一样机会均等地享有基本医疗卫生服务，这也是我国基本医疗卫生制度公平正义价值观的首要意义。

（四）制度安排是一个循序渐进的过程，要与经济社会发展水平相适应

基本医疗卫生制度改革的重点和任务取决于每一阶段经济社会发展水平和社会公众的健康需求。我国基本医疗卫生制度的内容要与经济发展水平和政府财力相适应，必须考虑我国的生产力发展状况和经济负担能力。我国生产力发展相对较弱、国家经济能力欠发达，只能提供有限的、低水平的基本医疗卫生服务。然而，随着经济的不断发展，政府财政能力逐渐提高，政府要及时调整基本医疗卫生制度的保障内容和保障水平。

第二章　我国现行基本医疗卫生制度存在的不足与原因分析

　　我国现行的基本医疗卫生制度主要包括基本医疗服务领域和公共卫生服务领域两方面。目前，现行基本医疗卫生制度在发展中仍存在一些不足和不完善的地方，主要可以归纳为结构性问题和具体性问题两个层面。该问题的客观存在导致现阶段公众"看病难、看病贵"，制度运行欠公平和低效率并存，最终使得"人人享有基本医疗卫生服务"的医改目标难以实现。通过对现行基本医疗卫生制度框架进行探究，进而以理论知识结合实证数据剖析制度运行中所存在的问题，并对问题形成的原因进行深入挖掘，为后续深化我国基本医疗卫生制度改革奠定坚实基础。

第一节　我国现行基本医疗卫生制度框架

　　2009 年《中共中央国务院关于深化医药卫生体制改革的意见》（以下简称《意见》）明确提出："建设覆盖城乡居民的公共卫生服务体系、医疗服务体系、医疗保障体系、药品供应保障体系，形成四位一体的基本医疗卫生制度。"国际社会一般以"基本卫生服务包"的方式来提供基本医疗卫生服务。"基本卫生服务包"根据产品性质大致分为公共卫生服务和基本医疗服务两大类。公共卫生服务主要包括预防接种、传染病防治、健康教育和促进、社区康复保健等内容。基本医疗服务因不同国家社会发展水平不同，内容也有所差异。据此，本书将从基本医疗服务和公共卫生服务两方面来介绍我国现行基本医疗卫生制度框架。

一 基本医疗服务领域

（一）基本医疗服务提供体系

基本医疗服务提供体系（简称"医疗"）是将基本医疗卫生制度转化为具体服务和产品的重要载体，是向社会公众提供基本医疗卫生服务的、政府办的医疗机构和单位。当前我国基本医疗服务提供体系可以按照医疗机构级别、功能划分为基层医疗机构和大型公立医院两级，或者按照城乡划分为城市的基本医疗服务提供体系和农村的基本医疗服务提供体系两部分。本书采用后者划分方式来展开研究。

1. 城市基本医疗服务提供体系

城市基本医疗服务提供体系主要包括城市社区卫生服务机构和城市公立医院两部分。

①城市社区卫生服务机构

城市社区卫生服务机构主要包括社区卫生服务中心和社区卫生服务站，它们是城市基层医疗机构的主体和重要基础。城市的社区卫生服务机构直接面向城市居民，以人为中心，以家庭为单位，以社区为范围，为居民提供涵盖预防、医疗、保健、康复、健康教育、计划生育等在内的"六位一体"的综合性服务[1]，承担着城市居民"健康守门人"的职责。自 2009 年新医改以来，中央政府加大了对城市社区卫生服务机构的投入建设力度，社区卫生服务机构的投资

---

[1] 冯国双、郭继志、周春莲：《我国城市社区卫生服务存在的问题及建议》，《中国全科医学》2004 年第 7 期。

标准大幅提高。通过对社区卫生服务机构专项资金重点投入，推进其逐步转变服务模式和功能定位，发挥社区卫生服务机构"健康守门人"功能。

②城市公立医院

1982年，《全国医院工作条例》把医院定义为治病防病、保障人民健康的社会主义卫生事业单位。城市公立医院是由政府投资举办的，以城市居民为主要服务对象，不以营利为目的，向城市居民提供安全、有效、方便、价廉的医疗卫生服务。由于公立医院是由国家财政投入兴建的，具有非营利性，代表国家和政府履行增进公众健康福祉的公共服务职能。因此，公益性是公立医院最根本的属性特征。李玲等指出，"公立医院要遵循公益性质和社会效益原则"①。虽然我国基本医疗卫生制度是以基层医疗机构为服务提供主体向公众提供基本医疗卫生服务，但是在我国分级诊疗尚未成熟、基层医疗服务提供体系不健全的形势下，城市公立医院不仅要解决公众的疑难杂症，还要承担为公众提供基本医疗卫生服务的重要责任；加上，当前我国"看病贵、看病难"问题集中反映在公立医院，因此，本书将公立医院纳入基本医疗服务提供体系中作为研究对象。

2. 农村基本医疗服务提供体系

农村基本医疗服务提供体系主要包括县综合医院、乡镇卫生院和村卫生室。从表2-1可见，自2009年起，基层医疗机构的结构比例较为稳定。其中，村卫生室所占比例最大，最高值为2011年的662894所，此后有下降趋势。而诊所和医务室的数量在2009—2018年表现出从略有下降到逐步回升趋势，在2018年达到最高值，为228019所；而社区卫生服务中心（站）和乡镇卫生院在基层医疗机构中所占比例最少，但近几年在缓慢上升。

---

① 李玲等：《公立医院的公益性及其保障措施》，《中国卫生政策研究》2010年第5期。

表 2-1 　　　　　　　　2009—2018 年基层医疗机构结构和数量 　　　　　单位：个

年份	社区卫生服务中心（站）	乡镇卫生院	诊所和医务室	村卫生室
2009	27308	38475	174749	632770
2010	32739	37836	173434	648424
2011	32860	37295	175069	662894
2012	33562	37097	177798	653419
2013	33965	37015	184050	648619
2014	34238	36902	188100	645470
2015	34321	36817	195290	640536
2016	34327	36795	201408	638763
2017	34652	36551	211572	632057
2018	34997	36461	228019	622001

资料来源：《2019 中国卫生健康统计年鉴》。

①县综合医院：县综合医院作为全县医疗机构的龙头，是区域内的医疗服务中心，承担着指导乡村两级医疗机构的职责。新医改加大了对区县综合医院的投入，按照"保基本、强基层、建机制"的原则，县综合医院得到不断完善。

②乡镇卫生院：乡镇卫生院是连接村卫生室和县综合医院的中枢，主要是向农村居民提供基本的医疗卫生服务。《健全农村医疗卫生服务体系建设方案》中明确提出安排专项资金用于建设乡镇卫生院，提高农村医疗卫生服务能力。

③村卫生室：村卫生室承担为农村医疗卫生网络兜底的责任。由于其地理位置与农村居民接近，熟悉和掌握农村居民的身体健康状态，能够为农村居民提供便捷、有效、低廉的基本医疗卫生服务，有效保障了农村居民的基本健康权利。

（二）基本药物供应保障体系

1. 基本药物制度目标

2009 年，《关于建立国家基本药物制度的实施意见》最早提出要构建基本药物供应保障体系（简称"医药"），并将"初步建立国家基本药物制度"作为医药卫生体制改革近期五项重点工作之一。随后，国务院医改领导小组办公室召开国家基本药物制度启动实施会议，原卫生部等9部门下发《国家基本药物目录管理办法（暂行）》和《国家基本药物目录（基层医疗卫生机构配备使用部分)》（2009年版）等政府文件，标志着我国基本药物制度全面实施。国家基本药物制度是一项关于基本药物遴选、生产、供应、销售、使用、监管和评价等一系列关键环节的制度安排。其通过对基本药物供应和保障全过程的治理措施，从源头上抑制虚高药价，促进合理用药，确保公众获得质优价廉的基本药物，解决当前"用药难"和"药品贵"的民生问题[1]。

2. 基本药物制度框架

①国家基本药物目录遴选调整管理：我国基本药物品种（剂型）和数量的确定需要综合考虑国内用药特点和基层医疗机构配备的要求；实行国家基本药物目录动态调整管理来保持基本药物数量稳定；"临床首选、防治必需、价格合理、安全有效、使用方便、基本保障、中西药并重"是基本药物目录遴选的基本原则。

②基本药物生产与供应：科研机构及制药企业在政府调控和引导下研发和生产临床效果好、安全稳定、副作用小、价格适宜的基本药物，从而保证基本药物正常供应；形成基本药物生产供应的公平有序竞争环节，建立基本药物统一配送系统，减少基本药物流通环节。

③基本药物价格及零差率销售：建立基本药物价格形成机制，主要由政府制定国家基本药物的零售指导价。其中，"以省为单位进行网上招标采购、统一配送和零差率销售"是政府举办的基层医疗机构推行基本药物零差率销售的重要保障。

④基本药物优先和合理使用：各类医疗机构优先选择和使用基本

---

① 胡善联、张崖冰、叶露：《国家基本药物制度研究》，《卫生经济研究》2007年第1期。

药物,对于基层医疗机构要全部配备和使用基本药物;在临床治疗指南的规范指导下,医疗机构提升临床合理用药水平。

⑤基本药物的医保报销政策:首先,提高基本药物的可及性。通过扩大基本医疗保险覆盖范围,将基本药物全部纳入国家基本医疗保险支付范围。其次,提升基本药物的可负担性。通过基本药物报销比例明显高于非基本药物等手段减轻公众用药经济负担。最后,保障基本药物供应的可持续性。政府投入是优先保证基本药物生产和供应的重要前提。通过政府购买服务、基本医保制度的扩面和提质以及政府直接补贴等方式合理补偿实施基本药物的医疗机构。

⑥基本药物的安全质量监管与保障体系:完善医药企业质量监督管理,通过基本药物生产企业质量监管评价体系,严格生产经营管理;通过建立药品安全预警机制和应急处置机制,对基本药物使用和药品不良反应实行动态监测,保证公众用药安全。

⑦基本药物制度绩效评估:建设信息监测管理系统来动态监管和测评基本药物生产、流通、使用和支付报销的全过程;完善临床基本用药监测评估机制来强化对医师用药行为的监督管理;建立信息公开制度,主要可以通过医疗机构内部评估、社会民主监督和第三方评估等相结合的方式来开展基本药物制度绩效评估。

3. 基本药物制度功能

①提高基本药物的可获得性。常见病、多发病和危害公众健康的主要疾病与基本药物的研制、生产与供应各环节息息相关。只有严格把控药品从生产到临床使用的安全、及时和便利,才能使公众能够多渠道、快速获得基本药物,并获得准确、可靠的药品信息。

②保证基本药物的可负担性。建立基本药物价格管理体系、完善基本药物招标采购配送方式是保证基本药物价格合理性和经济可负担性的关键;同时,基本药物制度需要强化与基本医疗保险体系的衔接。例如,要保证基本药物目录与基本医疗保险药物目录的一致性,完善基本医疗保险异地报销政策和简化医保费用结算程序,从而使基本药

物制度真正减轻公众就医经济负担。

③促进基本药物的合理使用。加强对医务人员进行基本药物临床应用相关的培训和指导，规范临床用药行为，改善处方实践，提高临床合理用药率。

（三）基本医疗保险体系

基本医疗保险体系（简称"医保"），主要包括以下几个方面。

1. 城镇职工基本医疗保险

①参保对象：职工医保的覆盖对象主要是城镇居民中在机关行政事业单位、企业中就业的职工；②参保原则：具有强制性。包括机关和事业单位在内的城镇所有用人单位及其职工都必须参加；③经费来源与分担方式：建立职工个人和单位双方分担机制；④服务项目：职工医保的统筹基金和个人账户采取分别核算的方式，严格区分各自支付范围。社会统筹基金的起付标准和最高支付限额有明确规定，对报销范围内医疗费用，统筹基金报销比例一般在70%左右，各统筹地区每年根据以收定支、收支平衡的原则确定报销的各项标准；⑤主管部门：各级人力资源和社会保障部门作为职工医保的主管部门，承担着从产品生产到结报服务的全部责任。

2. 城镇居民基本医疗保险

城镇居民医保是以没有参加城镇职工基本医疗保险的城镇未成年人和没有工作的成年居民为主要参保对象的基本医疗保险制度，根据《国务院关于开展城镇居民基本医疗保险试点的指导意见》、国务院城镇居民基本医疗保险部际联席会议《关于认定2007年城镇居民基本医疗保险试点城市名单的批复》建立。居民医保主要针对原来基本医疗保险制度没有覆盖到的城镇无就业人群，报销时与职工医保一样设置起付标准，补偿报销范围和标准按照居民医保药品目录、诊疗项目和医疗服务设施范围和标准执行。

3. 新型农村合作医疗

新农合是由政府统一领导，农民自愿参加，以县为单位统筹资金，个人、集体和政府多方筹资，以家庭为参保单位，以大病统筹为主，以农村居民为主要参保对象的农村医疗互助共济制度。《中共中央国务院关于进一步加强农村卫生工作的决定》于 2002 年颁布并首先提出要逐步建立以大病统筹为主的新型农村合作医疗制度并在同年开始试点。新农合的服务项目主要是农民在住院过程中实际发生的、符合合作医疗报销相关规定的医疗费用，将按比例获得补偿，在定点医疗机构门诊就医费用，按县市制定的门诊补偿办法获得补偿。至今，新农合已经基本覆盖所有农村居民。新农合在一定程度上为农村相对贫困的群众提供了必要的基本健康保障，减轻了其医疗负担，减少了"因病致贫"和"因病返贫"的发生，促进了农村医疗卫生水平的提高，成为新时期农村医疗保障的主要形式。新农合具有如下特点：①筹资方式：个人、集体和政府多方筹资，并以政府财政投入占绝大比重；新农合原则上以县为单位统筹资金，农民以家庭为单位参加；②管理主体：农村合作医疗协调小组和农村合作医疗管理委员会。③服务项目：以大病统筹为主、小病为辅助来实现农民医疗互助共济。

二　基本公共卫生服务领域

（一）基本公共卫生的制度背景

2003 年，中国暴发了 SARS 疫情，并由一个公共卫生事件转化为社会公共事件。SARS 疫情暴露出我国公共卫生体系缺乏应对突发性公共卫生事件的能力，反映出我国卫生事业明显滞后于经济社会发展水平。公共卫生服务应始终坚持预防为主，减少疾病发生，提高社会公众健康水平。

（二）基本公共卫生的制度内容

基本公共卫生制度提供的是一种成本低、效果好的服务，是一种社会效益回报周期相对较长的、效益非即时显现且评价复杂的、政府主导的服务，具有纯公共产品的特性。历来实践证明，在公共卫生服务供给上，市场不愿提供也提供不好，主要由政府出资和提供。公共卫生服务包括疾病预防控制、健康教育、妇幼保健、精神卫生、应急救治、采供血、卫生监督和计划生育等服务项目和内容。

（三）基本公共卫生的制度功能

基本公共卫生制度通过建立健全专业公共卫生服务网络，完善以基层医疗卫生服务提供体系为基础的公共卫生服务功能，最终提高公共卫生服务和突发公共卫生事件应急处置能力，最终逐步推进城乡基本公共卫生服务的均等化。

第二节 我国现行基本医疗卫生制度
存在的结构性问题

一 供需结构不匹配：卫生资源配置不合理引发看病就医难题

《2008 年世界卫生报告》曾强调，将卫生系统的重点放在公平享受卫生服务、合理配置资源以及满足国民需求和期望上[①]。当前，我国基本医疗卫生制度运行中的结构性问题集中体现在"看病难、看病贵"上，凸显了卫生资源的配置不合理。卫生资源配置是社会公平的重要标志。从卫生资源功能上来看，分为卫生资源和公共卫生资源。卫生资源主要指医疗服务机构、医院床位、医生数、大型医疗设备等[②]。卫生资源分布直接关乎服务的可及性，进而影响公众对服务的利用。基本医疗卫生服务是一种基于公共利益考量的健康需要，需要通过合理配置卫生资源来实现人人享有健康的权利。保障卫生资源的公平合理配置是实现"人人享有基本医疗卫生服务"的权利平等的前提，也是消解"看病难、看病贵"，实现基本医疗卫生制度供给和公

[①] 世界银行：《公平与发展：2008 年世界发展报告》，清华大学出版社 2008 年版，第 45 页。

[②] 郭赞：《我国城乡卫生资源优化配置问题研究》，博士学位论文，东北师范大学，2011 年。

众基本健康需求匹配的重要体制性问题，更是涉及社会公正和机会平等的政治选择。然而，在资源稀缺的情况下，并不是每个人的健康需求都能够按照预期获得满足。

改革开放以来，卫生资源在区域之间和城乡之间的配置极不均衡。卫生资源的分布在区域之间存在较大差异。当前，我国的经济发展水平在东部、中部、西部三大区域间的差距较为明显，而这种差距也集中体现在三大区域的卫生投入上。各类卫生资源尤其是优质资源集中在东部地区和大中城市，区域之间、城乡之间卫生资源配置不均衡问题严重。众所周知，卫生事业的可持续发展需要以充足的经费支持作为保障。其中，卫生总费用情况从一定程度上反映出一个国家或地区卫生资源的情况。然而，我国地区间的卫生总费用存在较大差异（如表2-2）。本书从《2019中国卫生健康统计年鉴》中分别选取了12个来自东部、中部、西部地区的省份。从表2-2中可见，以江苏（3691.21亿元）和浙江（2826.04亿元）为代表的东部地区的卫生总费用最高；以内蒙古（1010.41亿元）和青海（270.08亿元）为代表的西部地区的卫生总费用为最低，而中部地区的卫生总费用位居东部与西部地区之间，例如，山西的卫生总费用为1087.74亿元。还发现，在卫生总费用投入结构中，西部和中部地区在政府卫生支出占卫生总费用比明显高于东部地区，例如，青海为47.15%、江西为39.63%，而经济发达的江苏和浙江仅为21.91%和21.18%。在人均卫生总费用上，以北京为代表的东部地区（10106.42元）为最高，以代表中部地区的江西（2717.89元）为最低。

表2-2　　　　　　2017年东部、中部、西部地区卫生总费用

地区	卫生总费用（亿元）	政府卫生支出占卫生总费用比（%）	人均卫生总费用（元）
北京	2193.80	23.13	10106.42
上海	2087.09	21.54	8630.30

地区	卫生总费用（亿元）	政府卫生支出占卫生总费用比（%）	人均卫生总费用（元）
江苏	3691.21	21.91	4597.18
浙江	2826.04	21.18	4995.65
山西	1087.74	29.99	2938.24
安徽	1812.24	33.36	2897.37
江西	1256.22	39.63	2717.89
湖南	2147.28	27.68	3130.08
内蒙古	1010.41	32.97	3995.95
云南	1511.85	36.63	3149.36
新疆	1088.83	29.19	4453.89
青海	270.08	47.15	4513.49

资料来源：《2019 中国卫生健康统计年鉴》。

　　同时，医疗卫生机构床位数也是衡量一个国家或地区卫生资源数量多少的重要指标之一，它直接关系到对社会公众健康需求的承载能力和满足程度。如今，我国医疗卫生资源配置不均衡的现象有所改善，医疗卫生机构每千人床位数在区域间的差距有所改善，尤其是在东部、中部、西部地区间的差距相比之前缩小了很多（如表 2-3），截至 2018 年年底，东部地区医疗机构每千人床位数为 5.60 张，中部地区每千人床位数为 6.17 张，西部地区每千人床位数为 6.49 张。各地区间医院每千人床位数的差距也在不断缩小，这改善了中西部地区居民因为当地"一床难求"而涌入东部等其他地区和城市的状况，一定程度上缓解了"看病难、看病贵"的问题。

表 2-3　2018 年东部、中部、西部地区医疗卫生机构每千人床位数

地区	合计（张）	医院（张）	基层医疗卫生机构（张）	专业公共卫生机构（张）	其他医疗卫生机构（张）
东部	5.60	4.52	0.87	0.18	0.026

续表

地区	合计 （张）	医院 （张）	基层医疗卫生 机构（张）	专业公共卫生 机构（张）	其他医疗卫生 机构（张）
中部	6.17	4.64	1.28	0.23	0.015
西部	6.49	4.93	1.36	0.19	0.012

资料来源：依据《2019 中国卫生健康统计年鉴》现有数据，千人床位数根据每千人医疗机构床位数 = 医疗机构床位数/人数×1000 计算得出。

　　此外，地区间卫生资源配置的不均衡很大程度上表现为卫生人员配置的不合理。我国基本医疗卫生制度改革的出发点和落脚点是缓解公众"看病难、看病贵"问题，也就是便宜地看好病。这意味着改革不仅需要宏观的顶层设计，制度的最终实施更离不开精湛的医疗技术。而作为掌握医疗技术的卫生人员的配置就直接关乎公众能否获得及时、优质、连续和安全的医疗卫生服务。因而，卫生人员是最基础和关键的卫生资源之一。但是，我国目前地区间卫生人员配置也存在不合理的问题（如表 2－4），一定程度上无法公平地满足公众对基本医疗卫生服务的需求。如表 2－4 所示，在 2012 年东部、中部、西部地区每千人卫生人员数上，无论是卫生技术人员、执业（助理）医师，还是注册护士，都以东部地区为最高，分别是 7.2 人、2.8 人和 3.1 人；而中部地区的每千人卫生技术人员为最低（6.2 人），西部地区的每千人执业（助理）医师与中部地区相同，均为 2.4 人；中部地区每千人注册护士为最低（2.7 人）。

表 2－4　　　　2018 年东部、中部、西部地区每千人卫生人员数

地区	卫生技术人员 （人）	执业（助理） 医师（人）	其中：执业 医师（人）	注册护士 （人）
东部	7.2	2.8	2.4	3.1
中部	6.2	2.4	2.0	2.7
西部	6.9	2.4	2.0	3.0

资料来源：《2019 中国卫生健康统计年鉴》。

如图 2 - 1 所示，城镇和农村在人均医疗保健支出方面存在着较大差异，使得城乡居民在卫生服务利用上产生不公平。

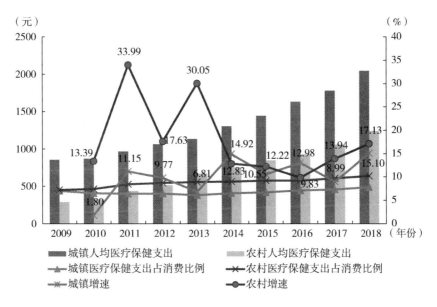

图 2 - 1　城镇和农村医疗保健支出情况对比

资料来源：《2019 中国卫生健康统计年鉴》。

城乡之间卫生资源配置不合理的深层次原因主要在于城乡二元体制和基于分税制的财税体制。在经济发达的大城市中，大型医院、重点专科医院几乎垄断着全国绝大部分稀缺的医疗资源。由于基层所拥有的人员、技术、设备远不及大城市的大医院，基层医疗机构的发展处处受限，2009 年基层医疗机构卫生人员数为 315.2 万人，卫生技术人员数仅为 183.3 万人；同一时期公立医院的卫生人员数为 355.2 万人，卫生技术人员数为 289.1 万人，而随着时间的推移，从 2009 年到 2018 年，两者之间的差距仍在继续扩大（见图 2 - 2）。近年来，新农合制度的大病统筹政策虽说在一定程度上缓解了农村居民的经济负担，但是由于城乡卫生资源可及性差距较大，基本医疗保险的健康保障功能得不到有效发挥，农村卫生事业的发展仍处于较低水平。2019 年国家卫生服务调查的资料表明：城市居民和农村居民在医疗资源空间可及性上存在巨大差异，城市有71%的医疗资源分布在离居民不足1公里内的空间，而农村仅为56.7%（见图2-3）。

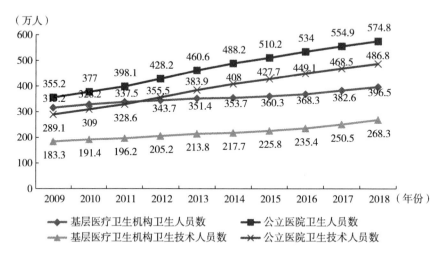

图2-2　2009—2018年公立医院与基层医疗机构卫生人员对比

资料来源：2018年国家卫生服务调查。

　　其实，除了卫生资源配置性问题，我国卫生资源总量与国民健康需求也仍存在一定差距。卫生总费用是提供卫生服务所消耗的卫生资源的货币表现，通过卫生总费用可以直接反映出卫生资源的筹集、分配、使用以及利用的绩效状况。马孟杰[①]指出，2012年，国家财政支出125952.97亿元，而国家财政医疗卫生支出为7245.11亿元。其中，中央财政医疗卫生支出74.29亿元，地方财政医疗卫生支出7170.82亿元。与国际上卫生保健制度较完善的国家相比，我国政府的财政投入比例仍然处于较低水平。例如，英国的国家福利型卫生保健制度，政府对公共医疗机构的补助程度在90%以上；德国以社会医疗保险为

---

　　① 马孟杰：《浅谈国外财政支持医疗卫生体制及对我国的启示》，《企业导报》2012年第13期。

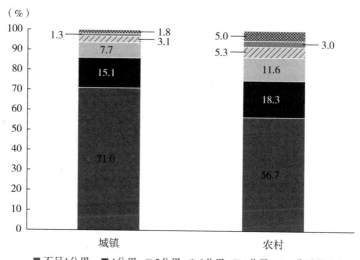

图 2-3 城乡居民医疗资源空间可及性构成

资料来源：2018 年国家卫生服务调查。

主的卫生保健制度，政府对公共医疗机构的补助程度也在 30% 左右；美国政府对公共医疗机构的补助程度达到 60%；新加坡达到 50% 以上。相比之下，我国政府对公立医疗机构的直接财政补贴水准较低；另外，2012 年我国卫生总费用占国民经济生产总值（GDP）的比例已经超过 5%，在 2015 年增速达到最高值，之后继续平稳增长（见图 2-4）。

卫生总费用占 GDP 的比例可以间接反映一国医疗保障水平的高低。从图 2-4 中可以看出：我国卫生总费用占 GDP 比例的发展趋势总体呈增长趋势，我国卫生总费用占 GDP 比例增速从 2010 年的 -3.78% 上升到 2015 年的 8.58%。然而，近几年来，卫生总费用占 GDP 比例增速有所放缓，到 2017 年仅小幅度增长到 2.09%。我国政府在卫生投入方面还要进一步加强。

尤其值得注意的是，我国现有的公共筹资结构不合理，个人自付比例仍较高。卫生总费用分为政府卫生支出、社会卫生支出、个人卫

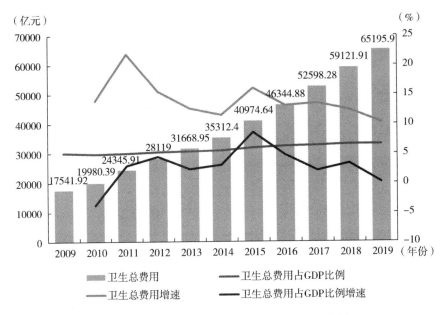

图 2 - 4　2009—2019 年卫生总费用占 GDP 比例

资料来源：《2019 中国卫生健康统计年鉴》。

生支出三部分（图 2 - 5）。屈晓远等①认为，我国目前的卫生总费用筹资机制中，政府与公众个人的责任不均衡。比如，个人承担的费用额度相对仍占较大比例，政府支出逐年有所增长，但是增速缓慢。随着医疗费用的飞速上涨，"看病贵"问题依然存在，阻碍了"人人享有基本医疗卫生服务"目标实现的进程。

卫生资源配置的公平性和合理性，对于推进基本医疗卫生制度发展，进而提高国民健康素质具有重要意义。卫生资源公平配置有助于公民的健康权的获得。政府、社会乃至个人都有义务保障人人公平享有基本医疗卫生服务的自由权利。基于上述研究，我国基本医疗卫生制度改革尚需从价值理念、顶层设计、体制机制等方面着手，不断改善区域和城乡之间卫生资源配置的公平性，提升基本医疗卫生服务的

---

① 屈晓远、尹爱田：《基本医疗卫生制度建设的政府责任研究》，《中国卫生经济》2015年第 7 期。

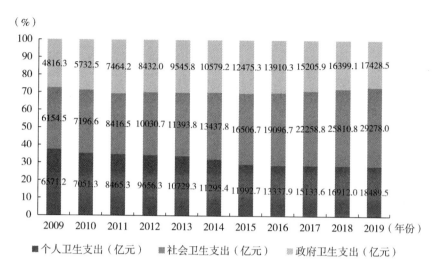

图 2 - 5　2009—2019 年我国政府、社会、个人卫生支出情况

资料来源：《2019 中国卫生健康统计年鉴》。

公平性，保障社会公众的健康权和发展权。

二　服务结构不完善：基层服务能力薄弱和城市大医院负担过重

在我国，基本医疗服务提供体系主要可以分为基层和大医院两级，它们是基本医疗卫生服务提供的重要载体，是公众获得可及、低廉、安全、有效的基本医疗卫生服务的提供方。然而，我国现行基本医疗卫生制度运行中的服务结构存在功能失调问题，具体表现在基层服务能力薄弱和大城市大医院负担过重且公益性淡化，最终使得基本医疗卫生服务的可及性较差。

"小病进社区，大病上医院"是我国政府多年来尝试强化基层医疗机构服务能力、推行分级诊疗和双向转诊制度等一系列措施所要达到的公众就医秩序。从这个意义上看，完善的基本医疗服务提供体系最终要实现"小病的基层诊疗"和"大病的适宜服务"的服务结构。基层医疗机构理应承担基本医疗卫生服务的提供责任，为社区居民就近提供常见病、多发病的诊断治疗，而大型公立医院负责公众大病

（疑难杂症）的适宜诊疗。我国目前 70% 的医疗服务需求来自基层，但是现实中基层在整个医疗服务提供体系中的功能最为薄弱。自新中国成立后，我国逐渐形成了城乡两个三级医疗预防网，它的特点是由国家和集体独办、按行政辖区以块为主、自上到下进行业务指导。在农村形成以县医院为龙头、以乡（镇）卫生院为枢纽、以村卫生室为基础的三级医疗服务体系；在城市地区，形成市、区两级医院和街道门诊部组成的三级医疗服务体系。但是由于"文化大革命"，到 1976 年的时候，城乡两个三级医疗网已经名存实亡。随着市场化改革的不断深入，国家"只给政策不给钱"的办医思路，大大降低了对卫生事业的投入。大城市的大医院在自负盈亏的发展形势下，不断引进新设备和新技术，开发高端医疗和特殊病房，大量优质医疗资源开始涌向大城市的大医院。郭赞①指出，我国城市社区卫生服务机构的发展自 1997 年起先后经历了试点探索、框架形成、机制跟进和快速发展四个时期，尤其是 2006 年国务院颁布的《关于发展城市社区卫生服务的指导意见》实施以来，社区卫生服务机构的守门人制度初步建立，社区卫生人才队伍不断强大，"六位一体"的服务功能日趋完善，有关社区卫生服务发展的相关政策措施逐步到位。但是，现阶段城市社区和农村医疗服务机构设备落后，人员流失，就诊人数增长缓慢，不能担负起基本医疗卫生服务主体的功能。由此，我国过去形成的三级医疗服务体系的框架虽然还在，但是却丧失了整体的功能组合。卫生资源在经济发达地区、大中城市和综合医院高度集中，农村和城市社区等基层的卫生资源配置严重不足。在基层医疗机构服务能力薄弱的形势下，城市大医院"人满为患"，被动承担了大量常见病、多发病的诊疗任务，弱化了大医院在解决疑难杂症问题上的优势，这在一定程度上浪费了有限的卫生资源。一方面，城市大中型医院配备了高精尖的

---

① 郭赞：《我国城乡卫生资源优化配置问题研究》，博士学位论文，东北师范大学，2011 年。

仪器设备和高端技术，推动了医疗成本和医疗费用的飞速上涨；另一方面，卫生资源配置与公众健康需求呈现明显的"倒金字塔模式"，原本可以在基层医疗卫生机构解决的常见病、多发病都挤到大城市的大医院，甚至"小病大治"，客观上也增加了患者的就医成本，最终导致大医院"人满为患""门庭若市"，而小医院则惨淡经营，基层卫生资源被进一步闲置和浪费。

由于现阶段我国尚未形成分工合作的医疗服务体系，基层医疗机构的"健康守门人"作用得不到体现，有限卫生资源配置和使用效率不高。1989 年以来，我国的医院按功能、任务不同划分为一、二、三级。其中，一级医院是向社区居民提供预防、医疗、保健、康复服务的基层医院、卫生院；二级医院是向多个社区提供综合医疗卫生服务的地区性医院；三级医院是向几个地区提供高水平专科性医疗卫生服务，承担危重症和疑难病的综合诊治。在功能定位上，一级医院、二级医院应该侧重于提供基本医疗卫生服务，三级医院在承担部分基本医疗卫生服务的基础上，重点发展疑重病的诊治和研究。当前，我国公众倾向于大城市的大医院，而城市医院中，又倾向于公立医院，医疗资源的集中化配置仍没有得到缓解，而且出现了更加集中化的趋势。截至 2018 年年底，全国医疗机构数达 99.74 万个，其中：基层医疗机构 94.36 万个，公立医院 12032 个；全国医疗机构诊疗人次达 83.08 亿人次，其中：基层医疗机构诊疗人次为 44.06 亿人次［社区卫生服务中心（站）7.99 亿人次］，同比下降 0.51%；公立医院为 30.51 亿人次，同比提高 3.36%。也就是说，平均每家医疗机构诊疗 0.83 万人次，平均每家基层医疗机构诊疗 0.47 万人次，平均每家公立医院诊疗人次为 25 万人次（如表 2-5）。

表 2-5 　　　　　　　　2018 年年底全国医疗机构数和诊疗人次

类型	机构数（万个）	诊疗人次（亿人次）	平均诊疗人次（万人次）
全国医疗机构	99.74	83.08	0.83

类型	机构数（万个）	诊疗人次（亿人次）	平均诊疗人次（万人次）
基层医疗机构	94.36	44.06	0.47
公立医院	1.20	30.51	25

资料来源：《2019 中国卫生健康统计年鉴》。

如图 2-6 所示，自 2009 年以来，基层医疗机构和公立医院的门诊量都呈现出上升趋势，其中，公立医院门诊量增长速度从 2011 年的 6.49% 迅速增长到 2012 年的 11.50%，达到近十年来的最高点，之后其增长速度有所放缓并趋于稳定。然而，基层医疗机构门诊量的增长速度在 2011—2012 年稳步上升（从 5.37% 上升到 7.96%），然而自 2012 年起其门诊量增速明显下降，甚至出现负增长（从 7.96% 降低至 -0.52%）。这显然与国家将大量的公共财政投入到基层医疗机构建设中，试图解决基层公众看病就医可及性问题的政策预期相背离。

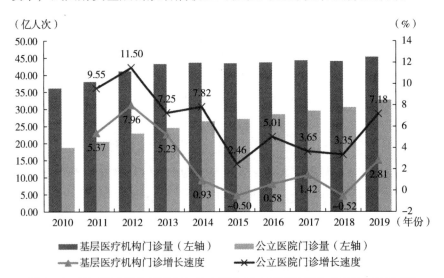

图 2-6　基层医疗机构门诊量与公立医院门诊量变化趋势（2010—2019 年）

资料来源：《2019 中国卫生健康统计年鉴》和《2019 年我国卫生健康事业发展统计公报》。

在基层医疗机构服务不足以及分级诊疗尚未形成的形势下，公立医院自然成为我国医疗服务提供主体。然而，自市场经济体制改革以来，我国公立医院在管理体制、补偿机制、人事制度、运行机制、监管机制等问题上尚未厘清，公立医院公益性有所淡化，不能充分发挥基本医疗卫生制度所要求的"小病的基层诊疗"和"大病的适宜服务"功能，恶化了公众"看病难、看病贵"问题。虽然我国较早对医疗机构进行分类管理，按照经营性质分为营利性医疗机构和非营利性医疗机构，并明确规定我国的公立医院是由政府出资筹建的非营利性医院，为公众提供价廉质优的医疗服务，增进公众的健康福祉；然而，长时期以来我国政府办的非营利医疗机构存在利益最大化的趋向。究其原因，一方面是政府一直缺少对公立医疗机构提供相对应的支持。由于财政投入相对不足，于是在政策上允许公立医院通过业务收入弥补运行成本，致使非营利医疗服务体系偏离公益性。另一方面是国家对药品使用、生产和流通领域缺乏有效规制，使得医疗机构"以药养医"现象普遍，在药品生产流通领域形成的权力寻租和医药合谋共同推动药价上涨，进一步恶化了医疗费用不合理上涨，这大大背离了我国政府希望建立以非营利性医疗机构为主导的、高效运作的医疗服务体系的初衷。

　　公立医院是由政府出资筹建和管理的医疗卫生单位，其实质是政府维护公共利益职能的延伸。WHO 在其所推行的医院质量绩效评价工具项目中特别指出，医院的服务对象应该是所有患者，而不应因他们身体状况、文化水平、社会地位以及经济水平的差异有所区别。因此，公立医院理应体现公益性，服务于实现"人人享有基本医疗卫生服务"的医改目标。李玲等[①]认为，公立医院的公益性应体现在三个方面：（1）提供卫生服务的可及性；（2）提供卫生服务的适宜性，即适宜技术、适宜药品、适宜成本；（3）卫生服务兼顾质量和效率。尤其重要的是，公立医院的公益性，取决于基本医疗卫生制度的设计。同

---

①　李玲等：《公立医院的公益性及其保障措施》，《中国卫生政策研究》2010 年第 5 期。

时，以英美国家为例指出，在美国这样以商业保险和私营医疗机构为主的国家，公立医院主要起到安全网的作用，因此公立医院的公益性主要体现为"拾遗补阙"，即为没有支付能力的人群提供服务；而对于英国这样实行国家医疗服务制度的国家，公立医院系统的目标实际上就是整个国家医疗卫生制度的目标。在我国目前服务结构尚未厘清的形势下，公立医院不仅要负担一般性的疾病诊治职能，还承担着维护社会卫生公平、调配卫生资源、控制医疗费用、平抑医疗价格等多方面有助于消解"看病难、看病贵"问题的职能。

近年来政府对公立医院的财政补助逐年有所增加，但增加幅度仍不高；自 2014 年起财政补助占公立医院总收入比例从 7.71% 上升至 2018 年的 9.54%（如表 2-6）。由于补偿机制不健全，公立医院运营和发展严重依赖于药品和高新技术收入，并伴有"诱导需求"的不规范行为发生。李卫平等指出，2008 年全国卫生部门所属城市医院和县医院，财政补助收入占总支出的 8.8%，其中基本支出补助占总支出的 5.4%，这往往还不够离退休人员费用的支出。[①] 公立医院承担的基本医疗卫生服务的大量资源消耗，都是由医院的业务收入来补偿。公立医院"以药养医"仍然根深蒂固。自 2014 年以来，药品收入占公立医院总收入的比重由 2014 年的 37.98% 下降到 2018 年的 28.68%，但是下降幅度仍不明显（如表 2-7）。

表 2-6 公立医院财政补助与每所医院总收入情况

项目	2014 年	2015 年	2016 年	2017 年	2018 年
财政补助收入（万元）	1125.9	1480.1	1727.0	1982.2	2306.1
平均每所医院总收入（万元）	14610.2	16498.5	18915.7	21452.8	24182.9
财政补助收入占总收入比例（%）	7.71	8.97	9.13	9.24	9.54

资料来源：《2019 中国卫生健康统计年鉴》。

[①] 李卫平、黄二丹：《公立医院治理的制度选择》，《卫生经济研究》2010 年第 7 期。

表 2 - 7 我国公立医院药品收入现状

年份	门诊药品收入（万元）	住院药品收入（万元）	药品收入（万元）	总收入（万元）	药品收入占总收入的比例（%）
2014	2242. 3	3306. 4	5548. 7	14610. 2	37. 98
2015	2441. 1	3529. 3	5970. 4	16498. 5	36. 19
2016	2664. 1	3814. 7	6478. 8	18915. 7	34. 25
2017	2810. 7	3869	6679. 7	21452. 8	31. 14
2018	3019. 3	3915. 8	6935. 1	24182. 9	28. 68

资料来源：《2019 中国卫生健康统计年鉴》。

党的十六届六中全会较早就明确提出了要解决群众"看病难、看病贵"问题。现阶段，群众强烈反映"看病就医"的不便利和经济负担沉重。要想为全体居民提供可及、低廉、安全、有效的医疗卫生服务，实现公众"病有所医"和"病有所保"的制度改革目标，基本医疗卫生制度需要通过不断优化现有基本医疗服务提供体系结构，提升基层医疗机构的服务能力，维护公立医院的公益性，并通过基层与医院之间合理的分工合作机制才能达到基本医疗卫生制度的良性运行，有助于消解"看病难、看病贵"所带来的社会不安定因素。

三　利益结构不均衡：医疗、医药和医保单兵突进，利益难以调和

我国现行的基本医疗卫生制度运行过程中医疗、医药、医保各自为政，片面改革，单兵突进。由于不同制度间利益不均衡，增加了改革阻力与障碍。医疗卫生领域涉及太多的利益相关主体，包括医疗机构、医疗保险机构、医药生产和流通企业、政府以及患者，且固有的医疗服务体系在长期的制度变迁中已经形成了固有的路径依赖，致使改革的阻力较大，现行基本医疗卫生制度出现"割裂化"发展状态。改革开放以来，我国基本医疗卫生制度改革缺乏整体性和系统性，割裂了医疗、医药、医保之间的关系，主要可以分为两阶段：第一个阶

段是 1978—1996 年，在政府减少财政投入的情况下，医疗机构和药品生产流通体制的市场化改革导致个人医疗费用的增长，由于缺乏基本医疗保险制度的配套改革，公众个人卫生支出上涨，出现"因病致贫""因病返贫"现象，卫生公平性差；第二个阶段是 1997—2005 年，1997 年，政府明确了我国的卫生事业是具有一定福利的社会公益事业，随后，我国在 1998 年开始建立职工医保，开始重视基本医疗保险制度建设。现阶段我国已经形成了以城镇职工基本医疗保险、城镇居民基本医疗保险和新农合为主要制度内容的覆盖城乡居民的基本医疗保险制度，截至 2011 年已经覆盖了全国 95% 以上的人口。然而，公众"看病难、看病贵"问题日益严峻，医疗费用的上涨幅度超过了医疗保障费用上涨幅度，这削弱了医疗保障能力，削弱了医疗保障制度改革的效果。问题集中体现在作为医疗卫生服务和产品提供的医疗服务体系。医疗服务体系是医疗保障制度运行的重要载体。因而，基本医疗服务、适宜技术、基本药物等都是实现底线公平的必要保证。其中的基本逻辑是：为了使医疗费用控制在合理的区间，必须要保障基本医疗服务的主动提供、适宜技术与基本药物的普遍使用。而这些最终都有助于基本医疗保险制度在一个合理的费用空间发挥作用。鉴于政府举办的非营利性医疗机构中的人员工资、基础设施以及医疗设备投入主要来自政府和各经济集体组织，药品价格也受到政府的严格控制，因而，其本身就具备较强的转移支付和医疗费用保障功能。因此，医疗服务体系在提供基本医疗卫生服务的同时，也具有转移支付和医疗费用保障的功能。因此，医疗、医药和医保之间存在内在关联性，其发展水平和相互间作用程度直接影响着公众是否能够公平地享有基本医疗卫生服务。当前，基本医疗保险制度覆盖率逐步扩大、保障水平也随之提高。然而，不同步改革、公益性缺失和效率低下的医疗服务体系，直接造成了医疗保障基金的浪费，大大降低了国家二次分配政策的效果。例如，公立医院"以药养医"补偿机制等造成了药价虚高，从实现底线公平的意义上，医疗费用不合理增长导致我国基本医疗卫生制度的公平性缺失，公众个人卫生支出不断增加，"看病贵"愈加恶化。近年来，公立医院的次均门诊费用、人均住院费用和日均住院费用持续快速增长，人均住院费用大约是乡镇卫生院的6倍，是社区卫生服务中心的3倍（见图2-7）。

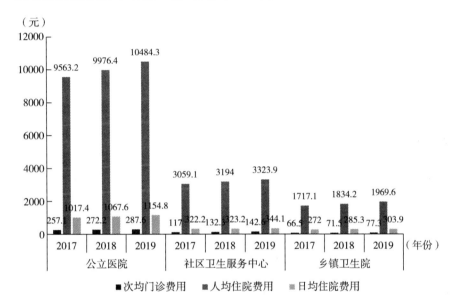

图2-7　公立医院、社区卫生服务中心和乡镇卫生院的住院和门诊费用
资料来源：根据国家卫生健康委员会官网数据整理。

基本药物制度与基本医疗保险制度作为基本医疗卫生制度改革的重要内容，二者共同的宗旨是解决群众"看病难、看病贵"的问题。医疗保险机构作为对医疗卫生服务和药品消费的第三方付费机构，在基本医疗卫生制度改革中被赋予了更高的话语权和参与程度。然而，在改革的具体过程中，基本医疗保险制度在基本药物制度的建立过程中定位不清、参与不足，两者未能有效联动。究其原因：（1）医疗保险机构作为社会公众的利益代表还没有充分发挥其对医药生产企业、医疗机构的监督与激励机制；（2）现有基本医疗保险药品目录中基本药物的数量和品种仍不能满足公众对基本药物的需求，公众用药的经济负担问题依旧严峻；（3）基本医疗保险尚未建立使公众主动使用基本药物的激励和引导机制，不少公众对基本药物的认识和理解还有偏差。因此，推进我国基本医疗卫生制度发展，有必要弥合制度发展的碎片化、分割化问题，将医疗、医药与医保制度协同起来，提升制度整体运行效率。

第三节　我国现行基本医疗卫生制度运行中的具体问题

一　改革整体方向明确，但是"三医"对阶段性任务不明确

新医改确立了"保基本、强基层、建机制"的改革方向，这与《阿拉木图宣言》提出的"实现人人享有健康"目标相一致。但是，现阶段我国基本医疗卫生制度运行中的医疗、医药和医保在整个制度推进中对阶段性任务仍不明确，与改革整体方向不相匹配。医保制度作为保障人人享有健康的起点公平，是"保基本"的基础。过去我国只有公费医疗和劳保医疗，大部分公众被排除在健康保障制度之外。此后，政府从社会正义考虑出发，相继建立起新农合和居民医保，最终实现了医保制度覆盖全体国民的制度框架。然而，受经济发展水平和城乡二元结构的影响，当前的医保制度按照城镇职工、农村居民和城镇居民划分为三种不同保险制度，随之而来的是不同人群在筹资水平、受益程度、统筹层次和管理服务上存在较大差异，难以发挥保险的风险共济功能，无法满足不同收入群体的差异化基本健康需求，基本医疗卫生服务享有的公平性较低。因此，现阶段我国医保制度的职责重点应该从扩大人群覆盖面转向不断缩小人群之间健康保障受益程度的差异，不断提升保障水平和服务能力，使得每位社会成员可以不受地域、户籍等限制获得大致相等的基本医疗卫生服务，消解因医保制度碎片化引发的健康底线保障不公平。然而，

目前医保制度仍缺乏实现"保基本"目标的制度改革规划与实施方案。

其次，在"强基层"方面，近几年，我国政府加大了国家财政投入力度，支持农村地区1万多个基层医疗机构建设，并对城市1200多个社区卫生服务机构加大硬件投入。可以说，目前我国基层医疗服务体系在硬件设施上得到快速发展，其数量也大幅度上升。基层在整个医疗卫生服务体系中发挥着兜底作用，但是目前它又是整个医疗卫生服务体系中最薄弱的环节。虽然基层医疗机构的硬件设施提升了，然而公众就医仍倾向于大医院，导致基层资源被闲置和浪费。究其原因，是基层医疗卫生服务能力不高、质量不佳。而相比过去财力、物力投入因素，现阶段"强基层"更需要通过人才、技术的引进来提升服务能力，才能吸引更多公众到基层就医。总之，"强基层"目标需要基层医疗机构改革从硬件设施建设转向"技术和人才"等软件开发。

再次，推进基本医疗卫生制度发展，实现"人人享有基本医疗卫生服务"目标，其重点在于以有效的制度供给作为保障，即形成改革的联动机制。由于影响健康的因素错综复杂，这使得基本卫生制度的运行需要处理好公平与效率、政府与市场、近期与长远等关系，建立起能够实现"以最少投入获得最大健康产出"的运作机制。当前，我国"看病难、看病贵"问题集中在公立医院。如何保障公立医院公益性？最根本的是要破除"以药养医"机制。单纯对于公立医院内部管理体制进行改革，例如，规范医疗行为，完善财务制度，加强成本管理等，较难达到制度改革预期。为此，应统筹协调，综合考虑影响公益性因素，例如，在体制上要坚持"政事分开、管办分开、医药分开、营利性和非营利性分开"，在医药问题上推行国家基本药物制度，杜绝药品加成，进而以补偿机制的及时跟进来补上所减少收入的缺口；同时，调整医疗服务价格来调动医务人员积极性，发挥医保支付制度的监督和规范作用来控制医药费用不合理增长，等等。可见，破除"以药养医"机制来维护公立医院的公益性，需要多种机制的协同推进。然而，我国基本医疗卫生制度在机制建设问题上，缺乏整体统筹和协同推进三医的联动机制，这也是制度深化改革需要深思的地方。

总之，我国基本医疗卫生制度坚持"保基本、强基层、建机制"的改革方向是基于中国国情考量，符合社会公众健康利益诉求，遵循基本医疗卫生制度发展规律的政治选择，充分体现了社会的公平与正义。而只有明确医疗、医药和医保在制度体系内各自的职责和分工，才能统筹考虑制度改革各方因素，使得"三医"结合起来，相互作用，发挥政策协同效应。

二　政府主导不足，市场作用欠佳

改革开放以来，在基本医疗卫生制度改革问题上一直没有完全厘清政府与市场的关系和责任。虽然新医改明确和强调了政府责任，但在实际运行中政府对基本医疗卫生制度改革所承担的主导力度仍有待加强，而市场由于作用机制不到位引致卫生资源配置低效。

在市场经济条件下，我国医药卫生体制改革逐渐偏离了公平的价值导向，以效率优先为主导，政府的主导责任有所弱化。冷明祥等[1]认为，特别是1992年国家明确"把建立社会主义市场经济体制作为我国经济体制改革的目标"后，市场机制直接渗透医疗卫生领域，引发医疗卫生事业所有制结构的变动、管理体制的变革和多层次的竞争。虽然，"效率优先"的价值导向客观上促进了医药卫生服务供给能力的提升、医疗服务机构与人员的数量与素质的改善，但在公共医疗卫生改革和基本医疗卫生服务供给等方面出现令人担忧的倒退，引发了社会公众"看病难、看病贵"的不良后果。冷明

---

① 冷明祥等：《强化政府社会职能，解决看病难看病贵》，《中国医院管理》2007年第8期。

祥等①在研究中指出，卫生体制逐步由公平价值主导转向效率优先的价值导向过程中，将原本不应推向市场的医疗卫生服务产业化，将原本不应投向市场的公共资源市场化，致使医疗服务机构的组织结构与运行机制发生了巨大转变；为社会公众健康谋福祉的公益性价值目标逐渐被市场逐利性目标所取代，在竞争中打破了原有的分工协作格局。这一时期我国医疗卫生领域受市场主导，政府社会管理职能"缺位"，医疗卫生事业发展艰难，卫生事业发展的整体绩效明显下降。2003年"非典"疫情的肆虐和蔓延，不仅暴露出我国公共卫生基础薄弱和应急体制失效问题，而且反映出整个医药卫生体制中政府主导不足的问题。

三　公立医院的公益性和积极性难以平衡

公立医院改革一直都是我国医改的重点，而如何平衡公益性和积极性的关系则是公立医院改革的难点。我国在1992年颁布了《关于深化卫生医疗体制改革的几点意见》，提出了"建设靠国家，吃饭靠自己"的医改方针。自此，公立医院由政府全额资助的公益性医疗单位转变成了自负盈亏的营利性机构。由于医疗服务存在天然的信息不对称，公立医院在服务提供中容易产生"诱导需求"和"以药养医"，增加了公众就医经济负担。近几年来，由于政府公共财政更多地投入到医保制度建设，对公立医院的投入相对不足，使得在市场机制下趋利明显，公益性逐渐淡化。公立医院是由国家兴办的具有公益性质的医疗机构，是我国医院体系的主体②。公立医院作为政府维护公共利益职能的延伸机构，自然要坚持社会效益和公益性质。在公益性和积

---

① 冷明祥等：《强化政府社会职能，解决看病难看病贵》，《中国医院管理》2007年第8期。

② 苗卫军、陶红兵：《对公立医院公益性的内涵及外延的分析》，《医学与社会》2009年第4期。

极性平衡问题上，往往涉及公平与效率的取舍。如果公立医院的建设和运营完全依靠政府财政投入，在一定程度上能够最大限度地保证公立医院服务提供的公益性。然而，我国现阶段仍然处于社会主义发展的初级阶段，经济发展水平和国家财政支付能力有限，完全依靠国家财政支撑既不符合国情，也往往导致效率低下，同时"大锅饭"的分配方式会降低医院和医务人员工作积极性。当前，公立医院的收入主要来源于政府补助、药品收入和服务收入三方面。其中，药品收入占医院总收入的40%左右。我国试图通过推进基本药物制度来破除"以药养医"机制，然而医药费用仍然继续攀升，公众就医经济负担未曾减轻。一方面，"以药养医"机制成因复杂，需要多管齐下才能有效破除；另一方面，在政府投入不增加、医疗服务价格不及时调整的情况下，医院债务危机加深，医务人员劳动价值得不到体现，医院和医务人员配合基本药物制度改革、规范医疗行为以及合理用药的主观能动性不强。因此，现阶段我国在推行各种保障公立医院公益性的公共政策过程中，要考虑到公立医院运营成本和医务人员工作积极性，在推进医药分开的同时，还需要人事制度、分配机制、医疗服务价格调整、绩效考核机制等方面的及时跟进，尽可能做到公益性和积极性的平衡和共生。

四　行政管理体制不健全

行政管理体制是保障我国基本医疗卫生制度良性运行的组织保障。然而，现实中我国的卫生行政管理体制继续沿袭计划经济时期的"管办不分"以及"条块管理"。具体来说，长期以来的条块分割管理模式，使医疗机构分属于不同上级管理部门，如部队医院、企业医院、中医医院等都隶属于自己的独立上级和行政监管单位。卫生资源的盲目使用、重复配置，以及全行业管理和监督的困难，不少地方卫生服务供给与需求失衡等状况也常常由这分割的体制所致。在基本医疗卫生制度改革过程中，政府依然扮演着计划经济时期举办医院和管理医疗服务的角色，并未从根本上发生多大的改变，从而也决定了其更多地倾向于谋划本部门和机构的利益，较少从保障公众健康的角度去思考。在政策设计时，也是更多地考虑到部门和行业的生存发展的情况，较少地顾及公众的健康权利。在国民健康管理领域由于推行分权制改革的措施，造成了行政职能上的交叉和重叠，以致公众健康和医药卫生监管工作缺乏一个明确的部委可以对其全面负责，从而导致有些部门和地方政府更多地考虑小集团利益，国家医疗改革政策未能得到很好的实施和有效的开展，阻碍了医疗卫生体制改革前行的步伐。

五 不同人群受益不均，健康保障欠公平

公平性是基本医疗卫生制度最基本的价值立场。然而，现行制度在运行中福利分配的普惠性和公平性因人群而有所不同，尤其以基本医疗保险制度的欠公平最为显著。基本医疗保险制度改革在首要层面即基本医疗保险权利上是普惠的，能够惠及社会所有成员，并非为某一特定群体所享有，每个公民不会以各种理由在基本医疗保险权利上被边缘化。然而一直以来都存在"重城轻乡"的发展战略，正是这种不公平导致了城乡居民收入差距日益扩大以及城乡二元基本医疗卫生制度的存在。其中，基本医疗保险制度的人群分割突出反映了我国基本医疗卫生制度运行的欠公平。目前的基本医疗保险制度体系依然是以群体分割，从三项基本医疗保险制度在 2018 年的基金收入与基金支出三者呈"碎片化"运行状态（如表 2-8），可以看出三种保险制度所覆盖的人群在享受健康保障待遇方面有失社会公平性。

表 2-8 　　　　　2018 年我国基本医疗保险制度运行状况

项目	新农合	城镇职工医保	城镇居民医保
参保人数（万人）	13000	31681	89736
基金收入（亿元）	875	13538	6971

续表

项目	新农合	城镇职工医保	城镇居民医保
基金支出（亿元）	839	10707	6277
累计结余（亿元）	318	11466	4372.3
受益人次数（亿人次）	—	19.8	16.2

资料来源：《2018 年全国基本医疗保障事业发展统计公报》。

　　总体来说，我国基本医疗卫生制度既有供需结构不匹配、服务结构不完善和利益结构不均衡的结构性问题，也存在制度运行中的具体问题，而且结构性问题和具体性问题往往是纠结在一起的，如城乡之间、区域之间医疗资源配置结构不合理看起来是结构性问题，但这个问题的形成也可能是基本医疗卫生制度在运行中的具体问题造成的。因此，调整结构性问题，除了加强政府投入、区域卫生规划等给农村地区和中西部地区以必要投入外，还必须从体制和机制上解决问题。

第四节　我国基本医疗卫生制度存在不足的原因分析

一　政府相关政策跟进不及时

　　现阶段政府在基本医疗卫生制度改革中配套政策跟进不及时，不到位，不能达到满足社会正义的分配要求，主要体现在以下几个方面：

　　（一）政府对卫生财政投入力度不足，基本医疗卫生的福利性得不到彰显

　　我国早在 1997 年就把卫生事业定义为由政府实行的具有一定福利性质的社会公益事业。然而，在市场经济条件下，医药卫生的福利性动摇，政府支出所占医疗卫生支出的比例下降。与此同时，个人所占医疗卫生支出比例逐年递增。随着社会经济的发展，人们对健康要求

越来越高。冷明祥等指出，应当从健康福利的角度将促进社会健康福祉提升作为公益性目标，从而厘清政府与个人的职责与义务，从政府承担"人人享有基本医疗卫生服务"的责任来发挥政府应有的社会管理职能。[①] 目前的卫生总费用筹资结构中，政府、社会和个人三者责任仍不均衡。例如，个人承担的卫生费用支出仍占整个卫生总费用的较高比重。虽然目前政府对卫生经费的投入逐年有所提高，但其年增长速度却低于卫生总费用的年增长速度。随着公众健康需求层次的不断提升以及医疗费用的快速上涨，政府卫生经费投入占卫生总费用的比重以及增长速度应相应提高，否则将有悖于"人人享有基本医疗卫生服务"的医改目标。

（二）政府对基本医疗保险制度改革动作迟缓

我国应实行社会统筹医疗保险与国家财政保障相结合的多元化健康保障模式。目前，我国基本医疗保险体系尚不健全，职工医保的设计仍缺乏必要的经费支撑；同时，医保基金在筹资水平、基金结构、基金配置乃至报销机制等方面与现行的医疗服务体系与基本药物的价格和供应不相匹配；尤其是社会基本医疗保险对城市居民和农村居民在筹资水平、筹资结构和报销手段等方面存在较大差距，导致基本医疗卫生制度在城乡之间出现"割裂化"发展。

（三）政府对医疗服务体系配套改革不及时

改革开放以后，国家对医院的补助不但没有随着人们对医疗服务需要的提高而增加，而且实行了"定向或定额补助，超支不补、结余留用"的政策，医疗材料、药品等各种要素的价格迅速市场化。在医院亏损日益严重的情况下，价格调整成为医院管理者关注的焦点问题。当然，政府也通过制定医疗机构所开展的高端诊疗项目和新检查设备可以高于其成本的定价政策，用于弥补因政府直接投入的大幅减少对

---

①　冷明祥等：《强化政府社会职能，解决看病难看病贵》，《中国医院管理》2007 年第 8 期。

医院造成的运行成本增加。虽然这在一定程度上推进了医疗技术的进步和满足了部分公众多元化的健康需求，但是其结果是加速了医疗费用的上涨。一些医疗机构着重发展高端医疗，大量引进新技术和购置大型医疗设备，开展新的诊疗项目，造成大型医疗设备过多。郭赟①指出，大量病人纷纷涌向城市大医院，加剧了城市大医院"人满为患、排队等待"现象，导致政府强化对城市大医院的投资，加剧了卫生资源的配置失当。

（四）基本药物目录内药品不能满足公众用药需求

曹欣②认为，由于公众用药习惯差异、地区经济发展水平不同等原因，各地增补目录出现制定标准不统一，目录内药品品种、数量差异大等现象，在实际执行过程中出现了不同程度的目录内药品供不应求的现象，基本药物制度流于形式。同时，由于现有的基本药物目录的种类和数量的局限性，在基层医疗机构全部配备和使用基本药物的规定下，不少公众无法在基层医疗机构购买并使用到疾病治疗的必需药品，而只能选择去上一级医疗机构就诊。除此之外，曹欣③指出，基层医疗机构由于用药的限制，对于上级医院转诊的患者也不能进行更好的康复治疗，导致居民对基层医疗机构的信任度下降。

（五）政府在制度立法认识上相对滞后

屈晓远等④认为，虽然新医改明确提出构建基本医疗卫生制度的基本框架——"四梁八柱"，但是却没有一部关于基本医疗卫生的立

---

① 郭赟：《我国城乡卫生资源优化配置问题研究》，博士学位论文，东北师范大学，2011 年。

② 曹欣、李梦华、安学娟等：《我国基本药物制度实施现状分析》，《医学与社会》2015年第 2 期。

③ 曹欣、李梦华、安学娟等：《我国基本药物制度实施现状分析》，《医学与社会》2015年第 2 期。

④ 屈晓远、尹爱田：《基本医疗卫生制度建设的政府责任研究》，《中国卫生经济》2015年第 7 期。

法，使得几乎所有的医改措施仍然停留在政策层面，严重影响卫生事业的整体改革发展。我国在公共卫生领域早就有《中华人民共和国传染病防治法》《突发公共卫生事件应急条例》等一系列法律法规，但是在基本医疗领域却缺乏一部权威的、全国性的法律，这使得政府在基本医疗卫生服务中的权利和义务缺乏明确的法律规定，公民尤其是弱势群体获得健康公平的权利缺乏有效的法律依据，"人人享有基本医疗卫生服务"目标难以在法律的框架内予以保障。

二　各方利益诉求难以均衡

任何一项改革都是对权利的再分配，而改革也是对各方利益的再调整。基本医疗卫生制度改革从某种意义上是对现有资源的存量调整，在此过程中医药卫生体系内各方利益群体必然有得有失。由于基本医疗卫生制度改革相关的各方主体的利益诉求难以均衡，使得制度改革难以达到预期成效，社会整体满意度难以提高。基本医疗卫生制度运行中需要考虑利益相关者各方不同的利益诉求，通过充分把握社会多元利益主体的利害关系来整合个体目标为整体目标，通过激励和约束利益相关者行为以提高基本医疗卫生服务的公平性、可及性和可负担性，最终使社会各方均衡受益。

表2-9　基本医疗卫生制度改革中利益相关者的利益诉求和手段

利益相关者	利益诉求	手段
政府	维护社会稳定发展	建立健全基本医疗卫生制度和制定相关配套政策
医保经办机构	保证医保基金收支平衡	对医疗机构的医疗行为进行科学引导、合理规范
医疗机构	保证日常运行和获得发展	提升医疗服务的质量和效率
药品生产企业	获得利润最大化	降低成本和提高效率
患者	健康收益最大化	表达自身健康诉求和监督

如表 2-9 所示，现实中，政府为了维护社会稳定发展，凭借所掌握的公共权力对社会资源进行分配和再分配，通过基本医疗卫生制度改革来保障社会公众获得健康的公平性、可及性和可负担性。公立医院（医务人员）作为政府职能的延伸部门，理应承担维护公益性的职责，向公众提供小病的基本诊疗、大病的适宜诊疗以及基本检查和基本药物。公立医院作为市场主体之一，需要通过一定的收入来维持日常运营。近年来，政府通过取消药品加成，推行基本药物制度，在国家财政补助不到位的前提下，公立医院的收入大幅减少，不少医院入不敷出，医务人员的劳动价值得不到体现，严重影响了公立医院的工作积极性。在补偿机制不到位的情况下，引发出"诱导需求"和开大处方等不公益的医疗行为来获得收入补偿，从而出现公益性和积极性双失的困局；政府举办的医疗保险经办机构通过对医疗机构的医疗行为进行监督和规范，以相对有限的医保基金尽可能多地满足参保人员的医疗保障需求，从而实现医保基金收支平衡。然而，当前我国基本医疗保险制度存在城镇职工基本医疗保险、城镇居民基本医疗保险、新农合三险制度并存的"碎片化"运行；新农合归属卫健委（原卫计委）管辖，而城镇职工基本医疗保险和城镇居民基本医疗保险归属劳动和社会保障部门管辖，一定程度上造成了医保工作难以统一，常因政出多门而打击了医保经办部门的工作积极性；自 2009 年起，我国基本药物制度实现了从无到有的转变，国家通过集中招标采购制度和"唯价低者"的中标制度，虽然一定程度上遏制了药价虚高，保证了低价药的供应，公众"看病贵"问题有所缓解，但国家以公共行政权力压制了药品价格，扰乱了市场对价格和质量的作用机制，一定程度上损害了制药企业生产积极性和医药市场的公平竞争。

总之，在基本医疗卫生制度运行中，由于一些制度设计和公共政策缺乏对社会多元主体利益诉求的整体考虑，在改革过程中难免会遇到阻力，最终因改革利益调整不当所产生的不利因素最终转嫁给社会公众，使得"看病难、看病贵"问题难以真正消解。因此，基本医疗卫生制度改革过程中要充分考虑社会各方利益，使制度制定和政策执行中对其中某一方利益损害尽可能减少，通过有效的激励机制来实现利益相关者目标和制度目标的激励相容，最终达到社会各方利益均衡或者接近均衡的状态，获得社会各方对制度改革的支持，促使个体利益诉求服务于"人人享有基本医疗卫生服务"的医改整体目标。

三　制度改革的重点领域推进与政治、经济、社会的协同参与不足

一个国家医疗卫生体系的演变、功能和运行受制于政治、经济和文化等各种因素的交互影响①。我国人口多、底子薄，东西部地区差异性较大，社会存在多元利益主体不同的利益诉求，加上医疗卫生本身具有不确定性，这一基本国情决定了基本医疗卫生制度改革的艰巨性和复杂性，尤其是改革的重点推进领域要与本国的政治、经济、社会协同参与。李玲②将我国基本医疗卫生制度建设进程分为三个阶段：第一个阶段是实现基本医疗保险制度的全民覆盖，恢复基本医疗卫生服务网络；第二个阶段是提高基本医疗保险的覆盖范围和保障水平以及提高医疗服务体系的服务质量；第三个阶段是整合医疗卫生筹资和服务，有效控制卫生费用，提高卫生体系运行的宏观效率。截至2011年，我国已经实现了基本医疗保险的全民覆盖（覆盖率达到95%以上）。从我国基本医疗卫生制度改革历程中不难看出，现阶段基本上完成了第一个阶段任务，正处于改革的第二个阶段和第三个阶段。

然而，就制度推进的第三个阶段来说，在控制卫生费用的不合理增长、提高医疗服务体系运行的宏观效率的过程中，需要综合考虑政治、经济和社会等因素的协同配合。具体来说，在控制医疗卫生费用不合理增长方面，当前基本医疗卫生制度推进的重点就是消除"以药

---

①　［匈］雅诺什·科尔奈：《转轨中的福利、选择和一致性：东欧国家卫生部门改革》，翁笙和译，中信出版社2003年版，第87页。

②　李玲：《我国基本医疗卫生制度模式已浮出水面》，《中国卫生》2012年第1期。

养医"机制，因为这会严重消耗医保二次分配的保障功能，消解公立医院的公益性，增加公众就医的经济负担，与提升卫生体系宏观效率的目标相背离。那么，如何扭转医疗机构和医务人员不合理用药、开大处方等诱导需求？目前主要是通过在基层医疗机构中实施国家基本药物制度。基本药物制度在具体实施中需要配合探索多渠道补偿方式，在医药收入减少的情况下，综合考虑合理的补偿机制，国家要承担起为消解"以药养医"机制埋单的主导责任，将基本药物制度的推行作为一项保障国计民生的政治任务，以国家强大的政治经济能力为后盾来保障制度的可持续推进；同时，药品招标采购制度作为基本药物制度重要环节，需要生产和销售药品的制药企业的广泛参与。国家需要设计科学合理的招标采购制度杜绝"寻租腐败"行为的发生，并处理好在保障药品质优价廉的同时，一定程度上保障制药企业合法的经济利益；另外，国家基本药物制度的顺利实施，需要医药与医保制度协同推进，把基本药物目录内药品纳入基本医疗保险报销范围，在公共财政补助外，形成多渠道筹资补偿机制。另外，制度的推进还需要医务人员和全社会的积极配合与参与，提高对国家医疗卫生政策的认知，增强自我规范诊疗行为意识，抵制"诱导需求"等偏离公益性的行为。当然，要使基本药物制度发挥最大的改革成效，还需要建立分级诊疗和双向转诊制度，通过合理引导公众基层首诊，让更多人享受到制度改革红利。如图 2 - 8 所示，2009 年到 2018 年，基层医疗机构平均总支出水平略低于平均总收入水平，略有结余。尤其是在我国基本药物制度继续扩大覆盖面和范围的形势下，基层医疗机构的总收入水平将会大大降低。如若国家财政投入不及时到位，医保报销和偿付水平不提高，制药企业配合度不高，医务人员参与改革积极性不高，以及双向转诊制度配套改革衔接不及时，不仅会使我国基本药物制度难以持续推进，我国基本医疗卫生制度"保基本、强基层、建机制"的目标最终也将难以实现。

基本医疗卫生制度是一项长期的系统工程，需要政府领导、各部

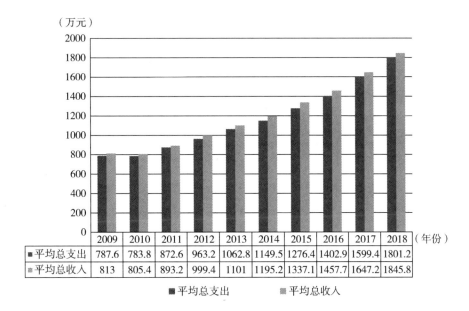

（万元）

	2009	2010	2011	2012	2013	2014	2015	2016	2017	2018
■平均总支出	787.6	783.8	872.6	963.2	1062.8	1149.5	1276.4	1402.9	1599.4	1801.2
▪平均总收入	813	805.4	893.2	999.4	1101	1195.2	1337.1	1457.7	1647.2	1845.8

■平均总支出　　▪平均总收入

图 2 - 8　2009—2018 年基层医疗机构支出和收入情况

资料来源：《2019 中国卫生健康统计年鉴》。

门协调合作、社会支持、家庭和个人参与才能获得可持续发展。依据治理理论，政府的治理过程绝非政府单独行使公共权力的过程，政府、社会和个人之间存在着权力的相互依赖和有效互动。我国基本医疗卫生制度是由政府组织，国家、社会和个人合理分担的健康保障制度。这就要求全社会共同承担制度改革和发展的责任。在基本医疗卫生制度改革过程中，必须与社会、公众个体联合起来共同实施对制度推进的多元参与治理结构，通过责任共负、公私合作等多种形式整合不同领域的力量，形成协作网络，共同促进卫生事业的发展。因而，在促使政府从单一治理向多元治理转变的过程中，可以积极发挥市场、非政府组织（如行业协会）、公民自治组织共同参与基本医疗卫生服务的有效供给，从而提高政府的治理能力，切实维护公众的基本健康权利。实践证明，基本医疗卫生制度的重点领域推进离不开政治、经济、社会的协调参与，需要政府、市场、社会乃至个人的广泛协同参与。

简言之，基本医疗卫生制度改革的紧迫性和艰巨性需要政府承担起应有的职责。因此，必须进一步转变政府职能，完善相关政策措施，消解基本医疗卫生制度运行中的结构性和机制性问题，以保障公众公平地获得基本健康权利；同时，理清医疗、医药和医保之间的相互关系，提升制度改革的整体性和联动性，从而推动基本医疗卫生制度的深化发展。

第三章　国内各地实践创新与探索

　　基本医疗卫生制度是一项全新的卫生保健制度①。现阶段我国并没有明确提出基本医疗卫生制度改革的实施路径和具体模式。本章采用国内的比较研究，对国内上海、福建、安徽、山东四个地区以"三医联动"深化基本医疗卫生制度改革的实践模式进行分析比较，为基本医疗卫生制度改革形成国家层面上的可行路径提供了地方实践经验。

第一节　我国部分地区"三医联动"的
先行实践与探索

　　本书选择了国内部分地区"三医联动"改革的先行试点样本，其中有上海、福建、安徽、山东。首先对以上四个地区"三医联动"改革的具体模式进行总结性介绍，继而比较四个地区模式的异同点，最后总结出对我国"三医联动"总体性的经验和启示。总之，在我国推行"三医联动"是基本医疗卫生制度发展的一种必然趋势。

---

　　① 马安宁等：《潍坊市普及基本医疗卫生制度实验研究的理论成果》，《中国初级卫生保健》2011 年第 1 期。

一　上海市松江区"整体统筹、协同推进"模式

面对区域内存在的"看病贵与看病难"、医疗资源分布不均等问题，而且职工医保、居民医保、新农合三项保险形式并存，改革遇到的问题错综复杂，上海松江区于 2005 年开始推行区域内"三医联动"试点，其改革模式体现出整体统筹的特征（见表 3－1）：

表 3－1　　　上海市松江区"三医联动"的总体目标和具体路径

总体目标	具体路径
1. 保证基本医疗 2. 减少资源浪费 3. 促进协调发展	1. 改革医保支付制度，实行医保费用总额预算管理，完善医保管理制度 2. 完善职工医保和新农合制度，着力提高农村居民基本医疗保险水平 3. 落实政府职能，完善医疗机构的补偿机制 4. 推行收支两条线，破除"以药养医"补偿机制 5. 完善公立医疗机构激励考核机制，提升绩效管理水平 6. 完善双向转诊制度 7. 完善药品集中采购制度 8. 加强药品监督管理，规范药品流通秩序

首先，是总体目标的整体统筹。为了完善公立医疗机构补偿机制，控制医疗总费用快速增长，着力消解公众对基本医疗卫生的可及性和可负担性问题，为公众提供质优价廉的服务，满足公众的公共卫生和基本医疗服务需求，松江区制定出"保证基本医疗、减少资源浪费、推进协调发展"的总体目标，[①] 并据此作出推进目标实现的配套政策和具体措施。

其次，是政策的整体统筹。通过出台《松江区公立医疗机构收支两条线预算管理办法（试行）》相关文件推进"三医联动"改革。

最后，是组织的整体统筹。为顺利推进改革，松江区成立了一个由患者、医疗机构、政府及各主管部门组成的临时统一指挥决策机构，

---

① 张立军：《三医联动改革总体设计研究》，博士学位论文，同济大学，2008 年。

共同负责"三医联动"重大事项的决策；同时，为了减少改革阻力，统一目标，松江区明确划分了医保、卫生、医疗等机构各自的职责和作用。

"三医联动"机制的建设呈现出以下特征：

在完善医保支付管理机制方面：（1）采取"分级管理"办法，（2）实行区域定额管理，（3）坚持以块为主，分级管理，（4）实行定额预算管理，（5）完善支付办法。

在完善医疗机构的经济补偿机制方面：（1）执行各级政府对公共卫生服务、符合区域卫生规划的基本建设和大型设备购置的补偿政策；（2）保证对医疗机构的基本人员经费、基本运行经费以及人才引进与培养经费的补偿；（3）逐年增加对卫生的投入，原则上应不低于同级财政支出的年增长幅度。

在收支两条线管理改革方面，建立"医疗机构财务管理中心"对各公立医疗机构收入和支出情况进行统一业务核算和绩效管理，为完善合理的经济补偿机制建立基础①；"医疗机构财务管理中心"每一时期根据政府审批的医疗保险预算和各医疗机构财务上缴状况，对医疗机构进行总额预付；另外，实行药品集中采购制度，从政策上将药品收支与业务收支绝对分离。

在公立医疗机构激励考核机制改革方面：（1）建立医疗机构考核指标评价体系。主要包括基本医疗卫生服务供给的数量、质量、效率、公众体验等核心指标；（2）通过建立基于服务数量质量考评的绩效工资制度，完善医疗机构收入分配制度。可以参考的指标有均次费用下降、平均住院床日费用下降以及复诊率下降等，最终在提升医务人员工作积极性的同时，有效提升医疗卫生服务效率。

另外，上海市松江区通过双向转诊制度和药品政策的推行，极大提升了公众获得基本医疗卫生服务的可及性和可负担性。在药品集中

---

① 张立军：《三医联动改革总体设计研究》，博士学位论文，同济大学，2008年。

采购制度改革方面，对医疗机构的药品、一次性卫生材料和大型医疗仪器实行集中采购、统一配送，从而有力地减少了药品流通中的水分，一定程度上抑制了药品价格虚高。在双向转诊制度改革方面，加大对基层医疗机构硬件设施建设，并在基层引进优质的卫生技术人员以及加强与大医院的技术帮扶，不断提升基层医疗服务能力。在以上两步骤的基础上，积极实施双向转诊制度，引导公众合理就近就医，充分提升了基层卫生资源的利用率，也缓解了大医院的工作负担。

二　福建省三明市"公立医院综合改革"模式

福建省三明市在改革前，医保基金收不抵支，2010 年亏损 1.43 亿元、2011 年亏损 2.02 亿元[①]。因地方政府财力有限，医疗保险基金累计欠医院医药费 1748.64 万元，公立医院的医药收入年年大幅增长，2011 年增长 48%，医院营运成本高，医生实际绩效低，群众看病贵问题比较突出[②]。

三明市地方民众反映的"看病难、看病贵"集中体现在公立医院上。因此，公立医院改革成为三明市地方医改的重点和难点。在改革中，三明市政府把回归公益性作为公立医院改革的目标，鉴于公立医院改革牵涉医疗管理体制、医疗保险、药品、监管、投入等因素，把推进医疗、医药、医保联动改革作为公立医院改革的突破口。其"三医联动"主要内容有以下三点：

其一，推进公立医院内部管理体制改革。三明市从公立医院内部收入分配机制改革着手，率先实施"目标年薪制"的收入分配制度，实现从"以药养医"到"以医养医"的转变。具体来说，将医务人员的薪资收入与药品收入、耗材收入和检查收入相分离，取而代之的是

---

① 福建省卫计委网站：《三明实施"三医联动" 探索出一条"三明路径"》，http: //www.fj.xinhuanet.com/news/2015－12/14/c_ 1117451813.htm，2016 年 2 月 1 日。

② 杨伟萍：《医改让公益性彰显》，《财经界》2014 年第 20 期。

基于医务人员服务工作量、医德医风、公众满意度等指标的体现"多劳多得、优劳优得"的绩效工资制度。

其二，深化医保制度改革，为公立医院改革形成外力推动。为了解决职工医保、居民医保和新农合长期以来由人力资源和社会保障部门、卫生部门分头经办所带来的重复参保、政出多门、管理成本较高、医疗保险基金难以统一管理等问题。三明市于 2013 年 6 月将职工医保、居民医保、新农合三类医保经办机构整合为"医疗保障基金管理中心"，通过管理中心统一与公立医院进行经费结算；以"市"为单位对职工医保、居民医保和新农合基金实行全面统筹，强化基金统一管理，提高基金使用效益。三明市还积极推进居民医保和新农合并轨为城乡居民基本医疗保险制度的进程，统一两者报销政策，实行居民医保和新农合基本药物目录相匹配，逐步缩小不同群体之间保障水平差异问题。据三明市卫健委（原卫计委）官方网站数据显示，2012 年三明市人均住院费用增长率从 2011 年的 21% 下降到 2012 年的 3.52%，医保报销比例从 2011 年的 48.82% 提高到 2012 年的 62.09%，人均报销费用从 2011 年的 1411 元提高到 2012 年的 1758 元。另外，积极发挥医保与医疗联动作用，医保报销向基层倾斜，引导公众在基层就医。三明市通过医保报销政策来引导地方公众"小病不出乡，大病不出县，疑难杂症到三级"的合理就医秩序。例如，参加新农合的居民住院，在一级医院、二级医院和三级医院的最高报销比例依次是 95%、85% 和 70%。三明市通过医保支付制度改革控制医疗费用不合理增长。近几年来，三明市在全市 22 家县级以上公立医院推行单病种付费试点改革，不仅有效推进公立医院管理模式的精细化，促进患者下沉基层医疗机构，更有效控制医疗费用不合理增长。

其三，健全基本药物供应保障体系，降低虚高药价、促进合理用药。首先，三明市在全国范围内率先采用"两票制"和"一品两规"的招标采购制度，将整个基本药物招标过程透明化，既推进了医药市场公平竞争，也有效挤压了基本药物流通环节的"寻租腐败"，从源头上促进了药品价格回归合理。其次，强化对基本药物的监督与控制，规范医药市场。依据省级基本药物目录中所选取的药品品种规格，三明市对制药企业药品品种规格进行实时跟踪和监控，将不合法的制药厂家列入诚信黑名单中，进而有效减少了"官商寻租"和"医药合谋"现象的发生。最后，规范医疗行为，促进临床合理用药。三明市严格控制医师处方权限和抗生素药物使用来减少医生开"大处方"和不合理用药的发生。对连续三个月排名在前三名的抗菌药物给予暂停使用处理，对责任医生进行诫勉谈话①。对于医务人员收受药品回扣事项追究其相应的刑事责任，根据情节严重程度，甚至可以取消其执业医师证，追究所在医疗机构主要领导的责任。

总之，三明市"公立医院综合改革"模式，通过医疗、医药和医保改革并举，发挥三者联动的协同效应，推进了基本医疗卫生服务提供体系的完善、基本医疗保险制度的健全以及基本药物供应保障体系的规范，很大程度上降低了药品费用，明显减轻了公众就医经济负担，充分调动了医务人员工作积极性，乃至将医保基金从亏损转为盈余，最终切实保障地方公众的基本健康权利。

三　安徽省"保基本＋强基层＋建机制"模式

（一）保基本

安徽省通过完善现有基本医疗保险制度来实现"保基本"目标。2007年启动了居民医保制度，解决未纳入职工医保覆盖范围的非从业城镇居民的基本医疗保险问题。至2013年年底，全省居民医保实现了"全覆盖"；2008—2013年累计达24986.2万参保人员从中受益，大大减轻了医疗费用。2013年，安徽省各县市居民医保的最大支付限额达到了本区域平均可支配收入的6倍，总限额可达5万—21万元，特殊群体补充标准最高达30万元，并且涵盖省内在校大中小学生，大学生医保目

---

①　杨伟萍：《医改让公益性彰显》，《财经界》2014年第20期。

录参照城镇职工，根据医院三个等级其统筹支付比例分别确定为80%、75%和70%。①

虽然自2003年起，着力提高新农合的覆盖面和保障水平，至2012年新农合覆盖人口达5043.8万人，全省新农合基金总额1869843.8万元，补偿受益面10070.2万人次，参合率达99.5%，超过全国98.3%的平均水平。② 2014年，城乡居民大病保险被列入基本医疗保险体系，并全面扩大试点范围，为公众看病"兜底"。③

为了方便群众享受省外医保待遇，2013年实现了不同地区、不同医保关系转移及异地就医结算服务。安徽省还在"长三角"等农民工聚集地区积极开展医保对接管理与经办服务活动，完善了异地就医结算管理办法④。

（二）强基层

基层医疗机构是提供基本医疗卫生服务的主体，安徽省"强基层"的目标就是要强化基层医疗机构在基本医疗卫生服务提供中的基础性作用。2009年，安徽开始在全省32个县（市、区）启动基层医药卫生体制改革试点。⑤ 安徽强基层改革的重点是政府举办的基层医疗机构全面建立和推行基本药物制度，实行药品的"零差率"，有效降低公众医药费用负担。同时，调整分配制度，完善按业务绩效定薪、按岗定酬的分级考核体系，确立以服务质量、服务效果和患者满意度为核心的基层医疗考核细则。为了保障公立基层医疗机构的公益性运

---

① 高开焰：《安徽省基层医疗机构补偿机制改革现状及分析》，《卫生经济研究》2012年第1期。

② 《2013安徽统计年鉴》，中国统计出版社2013年版。

③ 《合肥：大病医保支付范围不受病种限制，不设封顶线》，http：//sd. sdnews. com. cn/yw/201511/t20151130_ 2007672. htm，2016年3月1日。

④ 朱庆生：《安徽医疗改革的发展现状及对全国医疗改革的启示》，《江淮论坛》2014年第4期。

⑤ 安徽农网：《全力破解"看病难""看病贵"——我省深化医药卫生体制改革综述》，http：//news. wugu. com. cn/article/20150210/479071. html，2016年3月1日。

行，安徽县级财政根据政府财政预算以及基层医疗机构建设需要，足额补贴基层基本设施和设备购置等发展建设经费支出，从制度层面保障了基层医疗机构的可持续运行。2010 年至 2012 年，全省各级财政对基层医疗机构投入年均增长 32.4%。

2010 年安徽开始推行县级公立医院综合改革试点，主要举措有：一是建立管办分开的县级医院体制；二是县级医院取消了 15% 的药品加成，实施药品零差率销售。2013 年全省 148 家县级公立医院改革后的数据显示：次均门急诊药品费、门急诊费分别下降 7.3% 和 3.5%，住院药品费、住院费下降了 17.1% 和 1.3%，次均 CT、MRI 检查费分别下降 15.6% 和 23.6%。[①]

目前，安徽省已有 143 家县级公立医院通过网上集中采购药品，占县级公立医院总数的 97%，采购金额达 29.67 亿元，采购的药品以国产中、低价药品为主，其中基本用药目录采购比例均高于 70%。安徽县级公立医院改革还全面实施绩效工资制度，奖励性绩效占绩效工资比重由 30% 提高到 60%，强调突出工作质量、患者满意度等。改革后，县级医院职工人均收入达 47638 元，是改革前的 1.4 倍。在安徽基层医改推行几年后，由于卫生技术人员的缺乏，公立医院对基层医疗机构之间的分级诊疗和互利合作模式尚未形成，绝大多数县域基层医疗服务能力仍有待提升。可以窥见，以综合改革来推进基本医疗卫生制度改革，必然会引起一场涉及运行机制和管理体制的根本性变革。安徽尝试通过医保制度、基本药物制度、基本医疗服务提供体系等方面综合改革，来强化基层医疗机构在基本医疗卫生服务提供中的基础性作用，从根本上消解公众"看病贵、看病难"问题。

（三）建机制

安徽省"建机制"的目标是推进公立医院回归公益性、优化资源

---

① 朱庆生、莉萍：《安徽医疗改革的发展现状及对全国医疗改革的启示》，《江淮论坛》2014 年第 4 期。

配置，控制医疗费用。只有公立医院回归公益性，才能让更多人更加方便地享受质优价廉的医疗服务。安徽省深刻认识到公立医院改革是推进基本医疗卫生制度成败的关键。而维护公益性的重点是推进"医药分开"。自2015年起在106家城市公立医院取消药品加成，合理降低药品价格并对现有医疗服务价格进项相应调整，在降低药品收入的同时，增加政府财政投入力度，提升医疗服务价格，从而保障公立医疗机构公益性运行，确保医务人员的工作积极性。在优化资源配置方面，安徽省积极组建区域间的医疗联合体，以城市三级医院为龙头，加强有限资源的整合，推进分级诊疗，减轻大医院工作负担，充分利用基层医疗卫生服务资源。以安徽省马鞍山为例，其尝试组建各级医疗机构之间的集团化发展模式，建立大医院与基层医疗机构上下分级诊疗的合作机制，通过"优化结构、资源共享"，最终调整卫生资源分布，有效整合有限的卫生资源。在有效控制医疗费用方面，安徽省强化了新农合支付审核对基层医疗机构运营成本控制和医疗行为规范的功能。在对基层医疗机构业务收入中不符合医保费用结算规定的项目进行追踪式调查，采取"有奖必赏，有过必罚"的付费制度，强化对医疗过程的监督管理，杜绝诱导需求和过度医疗的发生。

安徽模式在"保基本+强基层+建机制"的制度目标指引下，深化了"三医联动"的改革路径（表3-2）。在基层医疗机构综合改革中，通过推行基本药物零差率，调整新农合报销比例，强化中心卫生院建设等联动举措，增强了基层医疗机构的服务能力，保障了公众基本医疗卫生服务的公平享有。同时，在推进基本医疗卫生制度的过程中，安徽省既保障卫生的公平与正义，消解公众看病就医难题，又努力提升制度供给效率，降低基本医疗卫生供给成本，实现社会健康效益最大化。此外，在制度推进中强化政府责任，以公共财政作为制度推进的物质保障。当然，培养基本卫生人才和实现卫生人才合理流动机制也是强化基层、保障基本医疗卫生提供的重要基础。

表 3-2   安徽省"保基本 + 强基层 + 建机制"模式

模式重点	深化路径
保基本	实现基本医疗保险制度"全覆盖":城镇居民医保总限额可达 5 万—21 万元;其中,在校大中小学生,大学生医保目录参照城镇职工,根据医院三个等级其统筹支付比例分别确定为 80%、75% 和 70%;至 2012 年新农合覆盖人口达 5043.8 万人,参合率达 99.5%
强基层	1. 基层医疗机构推行"零差率"; 2. 制定以服务品质、患者满意度和医治效果为核心的基层医疗考核细则,制定并调整绩效工资相关政策; 3. 基本支出和基本公共卫生服务支出核定后纳入年度财政预算; 4. 县级公立医院综合改革:一是建立管办分开的县级医院体制;二是县级医院取消了 15% 的药品加成,实施药品零差率销售;三是药品采购机制改革
建机制	1. 城市公立医院取消药品加成,合理降低药品价格并调整现有医疗服务价格; 2. 积极组建区域间的医疗联合体; 3. 强化了新农合支付审核对基层医疗机构运营成本控制和医疗行为规范的功能

　　显然,安徽模式启示了"三医联动"是我国推进基本医疗卫生制度发展的"内动力"。从基层到县域、再到大城市综合公立医院改革,我国基本医疗卫生制度的深化路径需要通过顶层设计与基层需求的联动响应,从地方样本到全国经验推广,增强改革协同性,保障公众最基本的健康权利,实现"人人享有基本医疗卫生服务"的改革目标。

四　山东省潍坊市"三位一体"模式

(一)"三位一体"模式的原则

　　潍坊市推进基本医疗卫生制度发展坚持"利贫、普惠、经济"的原则,[①] 确保贫困人群特别是老年人、低收入人群、长期患有慢性病、鳏寡孤独等困难人群能看得起病,保证人人享有基本医疗卫生服务。通过提供好与社会经济发展水平相适应的基本医疗卫生服务,降低服务成本、控制医疗费用不合理增长,提高服务效率,减轻居民就医的

---

　　① 马安宁:《潍坊市普及基本医疗卫生制度试点框架设计》,《卫生经济研究》2008 年第 12 期。

个人经济负担,实现供需双方的双赢。

(二)"三位一体"的实施路径

山东省潍坊市以"利贫、普惠、经济"制度实施指引,按照"三位一体"即将医疗服务体系、医疗保障体系和药品供应保障体系同步进行完善的改革思路推进基本医疗卫生制度发展。

(1)建立和完善医疗服务体系。卫生服务体系的建立和完善解决的是卫生服务可及性问题。通过建立和完善试点工作的资源配置规范,实现社区卫生服务机构全覆盖和标准化建设、打造 10 分钟就医圈,实现卫生资源的合理优化配置,促进卫生机构有效、有序运转,保证试点工作的顺利实施。潍坊市中心城区,利用 3 年时间建设 16 处社区卫生服务中心、60 处社区卫生服务站。张晓静指出,社区就医坚持"划片就近、社区首诊"原则,基层医疗机构负责为辖区居民建立健全健康档案,内容包括就医程序、健康档案管理、出诊和转诊,以及考核与监督①。2008 年实现了"双百双零"目标,即社区卫生服务机构覆盖 100% 的居民,社区公共卫生服务项目覆盖 100% 的居民;居民在社区卫生服务机构"就医挂号零收费、社区基本用药零加成"。在此基础上,逐步实现居民社区卫生服务机构基本辅助检查零收费。

(2)健康保障体系。包括职工医保、居民医保、新农合和医疗救助("3 + 1"模式)。通过完善健康保障体系,实现不同医疗保障措施之间的有效协调、整合,切实提高居民的健康保障水平,解决卫生服务的可负担性问题。

(3)基本药物供应保障体系。马安宁②指出,在基层医疗机构对社区基本药物和非社区基本药物实行分类管理。根据社区常见病、多发病,确定 70 种社区基本药物,并实行"六统一"管理,即统一品

---

① 转引自张晓静《潍坊市建立社区就医制度的探讨》,《卫生经济研究》2008 年第 12 期。

② 马安宁:《潍坊市普及基本医疗卫生制度试点框架设计》,《卫生经济研究》2008 年第 12 期。

种、统一采购、统一配送、统一价格、统一使用规范、统一补助标准。在潍坊滨海经济开发区实现"双百双零"目标的基础上，实现社区基本用药零加成。

（三）"三位一体"模式的深化发展

2015 年，山东省潍坊市按照推进医疗、医保、医药"三医联动"的总体思路，提出了 6 个方面的 36 项改革任务。[①] 具体见表 3 - 3：

表 3 - 3　　　　　　　　山东省潍坊市"三位一体"模式

制度重点	深化路径		三医联动
完善基本医疗服务提供体系	构建覆盖城乡居民的基层医疗服务体系	1. 配置卫生资源，完善资源配置标准 2. 建立分级诊疗制度；明确双向转诊标准和对应的医保支付政策 3. 推进基层医疗机构标准化建设 4. 推广网络化家庭医生签约服务 5. 改革医保支付方式、降低医院运行成本 6. 鼓励社会力量，提供多元化、多层次的优质便捷医疗服务 7. 加强卫生技术人才队伍建设，完善合理用人机制 8. 构建区域人口健康信息平台，加强医疗卫生信息化建设	1. 改革医保支付方式、降低医院运行成本 2. 建立分级诊疗制度和对应的医保支付政策
	深化公立医院改革	1. 完善公立医院法人治理结构 2. 深化公立医院编制人事制度改革，全面实行编制和新增人员备案制 3. 建立科学合理的补偿机制，合理调整医疗服务价格、增加政府投入 4. 建立社会责任和运行绩效相结合的医院考评机制 5. 建立公立医院自主控费机制，严格控制医药费用不合理增长 6. 改革医疗服务价格形成机制，合理提升服务价格，体现医务人员技术劳务价值 7. 确保医保支付政策与价格调整政策相互衔接、配套联动	医保支付政策与价格调整政策相互衔接、配套联动

---

① 《山东按照"三医联动"思路　加快"健康山东"建设》，http://sd.sdnews.com.cn/yw/201511/t20151130_ 2007672.htm，2016 年 3 月 1 日。

续表

制度重点	深化路径	三医联动
完善城乡基本医疗保险体系	1. 完善医保筹资制度和报销政策；建立与筹资水平相匹配的报销政策 2. 全面实施居民大病保险制度，加快建立职工大病保险制度 3. 提升管理服务能力，健全医疗保险制度运行分析信息系统 4. 完善谈判协商机制与风险分担机制 5. 实施异地就医联网结算制度，落实属地支付政策 6. 深化医保支付方式改革，规范医保医疗服务项目；完善按病种付费制度；对不同级别医疗机构实行差别化服务收费和医保报销政策	1. 完善医保与医疗谈判协商机制 2. 深化医保支付方式改革，规范医保医疗服务项目、服务设施和医用耗材结算办法 3. 完善不同级别医疗机构差别化服务收费和医保报销政策，引导患者小病到基层医疗机构就医习惯
健全基本药物制度	1. 规范公立医院药品集中采购 2. 谈判采购药品 3. 完善短缺药品预警机制，合理引导药品配送关系建立，切实抓好药品供应保障 4. 严格诚信记录和市场清退制度，严格执行取消中标资格、公开通报、违规约谈、市场清退等制度规定	1. 医院谈判采购药品 2. 基层零差率销售

第二节　国内各地模式比较分析与启示

一　国内部分地区"三医联动"模式比较分析

（一）改革的整体性与系统性是制度创新的共同选择

四个地区的"三医联动"模式都一定程度上体现了强调改革的整体性与系统性，但是选择的改革重点有所不同。上海市松江区的重点是医保制度建设，通过整合医保管理机构和提升新农合统筹水平来减轻公众就医负担，实现健康获得的机会公平；松江区"三医联动"对医保改革与其他地方最重要的不同是：取消区级医保经费按"总额控制"来规范医疗机构行为；福建省三明市以医疗改革为重点，通过公立医院内部管理体制、补偿机制、运行机制以及人事制度等综合改革，破除"以药养医"机制，再以医保和医药制度的外力推动，提升医疗卫生服务水平和质量；安徽省以基层医改为重点，引导财政投入与资源分布重心下移，通过强化基层医改，让公立医院回归公益性，推进基本医疗卫生制度发展；山东省潍坊市强调了三医并举，同步推进三者改革以构建基本医疗卫生制度。

（二）联动机制的创新

消解我国基本医疗卫生制度"割裂化"发展的关键在于形成和完善推进制度结构性整合的联动机制。上海市松江区通过对医疗机构医保基金的支付实行按月预付、季考核、年终清算、合理超支按比例分担的办法，对节约医保经费的医疗机构予以适当奖励，提升了医务人员对控制医疗费用的主观能动性。同时，对常见病、多发病实行按病种付费，切实有效约束了医疗机构的不规范行为，有效节省了医保基金；福建省三明市做好医保支付方式和药品销售"零加成"倒逼公立医院改革，在全省范围内率先在全市 22 家公立医院全面取消药品加成，通过调整服务价格和医保付费补偿，最终保障了公立医院的公益性；安徽省通过完善基本医疗保险支付制度，设置差异性住院起付标准、支付比例等医疗保险差别政策，最终引导参保人员合理分流到基层，发展了分级医疗和双向转诊制度；山东省潍坊市采取以医保支付方式改革联动医疗制度发展，有效减少了医疗机构过度医疗现象。由上述可见，医疗和医药联动是"三医联动"改革的关键主体，而医保支付制度又是关系"三医联动"的重要机制之一。

（三）影响制度运行成效的制约因素

有关影响松江区"三医联动"改革效果制约因素的调查结果显示，经费、设备、人力等因素是主要影响制约因素[①]；福建省三明市在"三医联动"中强化了政府主导责任，为了消解医疗、医药和医保政出多门和多头管理等改革不利因素，建立了统一的指挥协调机构；安徽省以政府的公共财政投入来巩固"强基层"的改革成效，切实保

---

① 张立军：《三医联动改革总体设计研究》，博士学位论文，同济大学，2008 年。

障了基层医疗机构的公益性，有效降低了因补偿机制不到位而加重公众就医经济负担的可能；山东省潍坊市为了提高基层公众就近就医的可及性，通过加强基层医疗机构的标准化建设，最终实现了卫生资源的优化配置。可见，四个地区在保障制度运行条件上各有侧重。然而，不可否认的是人、财、物、信息等资源是影响我国基本医疗卫生制度运行成效的必要因素。

二 对推进我国基本医疗卫生制度改革的启示

通过对国内四个地区"三医联动"典型模式的回顾、总结和对比分析，为我国基本医疗卫生制度发展提供有益经验和启示。

第一，"三医联动"是我国基本医疗卫生制度结构性整合的必然趋势。医疗、医保、医药作为我国基本医疗卫生制度的三大制度体系，相互之间存在"牵一发而动全身"的内在联系。一方面，医疗制度通过医疗卫生服务的提供影响着医保制度的基金收支平衡和城乡居民享有的健康保障效果，并通过药品的使用和采购机制制约着医药子系统；反过来，医保制度通过医保基金覆盖率、保障水平、报销范围、付费方式等手段影响着医疗制度和医药制度的运行机制及收益。目前，我国基本医疗卫生制度发展存在"割裂化"的制度性缺陷，表现为医疗制度发展滞后于医保制度，"以药养医"机制根本上没有根除，致使作为国家社会资源再分配的医保制度成效不明显，社会公众"看病贵、看病难"问题依旧严峻。"三医联动"是在承认医疗、医药和医保之间内在联系的基础上，强调三者并举改革和联动推进，增强制度公平性和可持续性，保障公众"病有所医"和"病有所保"。

第二，政府主导推动了制度发展。众所周知，政府作为制度制定和执行主体，理应以社会的公共价值和公共利益为出发点，在基本医疗卫生制度改革中以公众的健康福祉为目标导向，在基本医疗卫生服务供给中着重突出社会的公平与正义理念，以公众热切关注的"看病难与看病贵"现象为问题导向，消解制度推进中面临的障碍性因素。

四个典型地区的制度衔接模式都是在政府统筹城乡发展的政策理念下实施的必然结果,虽然不同的制度模式体现不同的政府管理模式,但是都反映了政府的公共价值观,是以公共利益为目标导向的。如福建省三明市的"三医联动"改革实践表明地方政府坚强的政治决心和信心,政府在加大财政投入的同时,设立了统一指挥决策的政府部门负责"三医联动"改革,这是制度推进的先决条件和动力。

第三,强化医保第三方监督在制度推进中的作用。医保第三方监督机制是保证医疗机构良性发展的外部约束力量,它与良好的内部激励机制一起,能够有效提高医疗卫生服务提供的质量和效率,控制医疗费用增长,节省医保基金开支,客观上提高了医保制度的保障能力。张立军[1]指出,医保支付的基本依据是医疗机构服务数量、质量以及患者满意度,加强第三方监督是保证评价科学的基础机制。针对医疗机构服务数量大,而质量差、满意度低的情况,医保方与医疗机构签订协议时可以约定惩罚措施,甚至可以取消医保协议。从一定程度上,通过医保第三方监管机制改革能够带动医疗制度和医药制度联动改革,限制过度医疗和促进合理用药,间接保证国家对社会资源再分配的保障能力。

第四,破除"以药养医"机制是公立医院改革的关键。从四个地区"三医联动"改革的模式中可以窥见,破除"以药养医"体制是改革的共同指向。以药养医,即是从药品加价上获取利益,这体现不出医疗服务的价值,而且容易产生诱导需求。当前,我国基本医疗卫生制度改革仍存在"药品加价"的获利机制,致使医疗机构和医务人员存在追逐"过剩利润"(政府补贴后可以获得正常利润)。鉴于当前的医疗服务价格结构不合理,诊疗服务价格偏低,不能真正体现医务人员劳动价值,张立军认为,未来医疗机构的补偿机制将在保证医疗机构收入不降低的情况下,通过对下一年诊疗任务量预算,按病种和复

---

[1] 张立军:《三医联动改革总体设计研究》,博士学位论文,同济大学,2008年。

杂程度，制定合理的诊疗基本收费标准，逐步取消药品加价政策，并辅之以医保制度的第三方监督作为约束。由此，医疗机构的大部分收入依靠对患者提供良好的服务，再加上医保支付按照服务数量、服务质量和患者满意度的综合评测，根据定额的调整值来支付，医疗机构之间的竞争主要集中在医疗服务的质量和效果等方面。

第五，提升基层医疗机构服务能力是"保基本"的必要基础。我国基本医疗卫生制度建立的初衷在于优先保障社会公众最基本的健康需求，"保基本"是制度发展的基本原则。我国基层医疗机构是承担公共卫生服务和基本医疗的主要载体，基层医疗机构又是医疗卫生服务的薄弱环节，提升基层医疗机构服务能力对保障基层居民健康具有重要意义。对此，应该保证政府对基层公共财政的投入力度，促进基层医疗机构的标准化建设，以及重点强化基层卫生人才培养（尤其是全科医师），从而提升基层医疗机构的整体服务水准，这也是实现"保基本"的必要基础。

第六，人、财、物和信息等资源是制度创新的必要保障。依据协同理论，基本医疗卫生制度需要通过不断地与外界进行能量、物质和信息的交换，才能形成结构和功能的有序状态。"三医联动"是对我国现有"割裂化"基本医疗卫生制度做出结构性整合的制度安排，其发展离不开人、财、物、信息等资源保障。具体来说：政府可持续的公共财政投入为制度推进提供了经济基础；卫生技术人员的培养和使用构成了基本医疗卫生服务提供的技术载体；基层医疗机构和设备的标准化建设是"保基本"得以落实的物力支撑；信息化手段为医疗、医药和医保通过信息共享和线上联动提供了可行能力。简言之，基本医疗卫生制度的创新依赖于人、财、物和信息等资源的充足供应。

虽然我国"三医联动"地方实践的改革时间不长，有关理论和具体举措还有待进一步完善，但是实现"人人享有基本医疗卫生服务"的改革目标、"保基本、强基层、建机制"的改革原则、推进"三医联动"的改革方向无疑是正确的。因此，应将上海市松江区、福建省三明市、安徽省以及山东省潍坊市等国内部分地区"三医联动"改革的成功经验总结提炼，形成国家层面的制度和政策，避免形成"改革孤岛"。通过对基本医疗卫生制度的结构性整合，以"三医联动"来破除公立医院"以药养医"机制，提高基层医疗机构服务能力，提升医保制度保障水平和监管能力；同时，通过信息化手段、公共财政投入、卫生人员培养和法制建设来促进医疗服务和医疗质量安全，优化卫生资源配置，最终消解公众看病就医难题。

第四章　我国基本医疗卫生制度结构性整合的必然性与可行性分析

第一节　我国基本医疗卫生制度结构性整合的必然性

一　体现国家的政治制度底线要求

《中华人民共和国宪法》第三十三条规定："国家尊重和保障人权"，体现着国家和政府对国民的政治承诺。基本健康权利是公民的一项基本权利，"三医联动"作为现阶段政府基于公民基本健康权利考虑而做出的一项制度安排，体现着国家政治制度底线。政治是"与社会所进行的价值权威性分配有关的那种社会交往"的过程，是"对价值的权威性分配"活动①。健康公平作为卫生事业所追求的价值，无法逃避政治权威对它的制约或"权威性分配"。历史上，没有一种医疗卫生制度不受到政治和经济制度的影响和制约。"三医联动"表达了一个社会在其卫生资源仍然短缺的条件下分配健康基本权利和义务以及由社会合作所产生健康利益的制度设计方式，旨在保障社会公众"病有所医"和"病有所保"。世界银行《公平与发展：2006年世

---

① ［美］伊斯顿：《政治生活的系统分析》，王浦劬等译，华夏出版社1999年版，第13页。

界发展报告》指出，公平性的基本定义是人人机会均等，享有"机会公平"，同时应"避免剥夺享受成果的权利"，尤其是享受健康、教育、消费水平的权利①。吴宏超等指出②，机会均等的原则意味着任何自然的、经济的、社会的或文化方面的低下状况，都应尽可能从制度本身得到补偿。从某种意义上说，"三医联动"体现政治性，其推进过程也是一个国家政治制度不断修正完善的过程。

杨海芬③指出，世界卫生组织将健康设定为基本人权并提倡世界各国都推行基本卫生保健，以实现"人人享有卫生保健"的目标；国际劳工组织强调各国政府应该尽可能地对其国民提供医疗照顾，通过保障基本人权创造社会凝聚力，来确保社会和谐与包容；世界银行一直致力于改善贫困人口的基本卫生服务的可及性，政府应该提供经费来完善医疗卫生等体系，推进社会和谐；联合国也通过一系列文件大力提倡将健康保障制度作为基本人权。

"三医联动"直接体现着保障公民基本健康权利和实现卫生正义的内在要求。"人人享有基本医疗卫生服务"实质上是公民的政治权利和自由，是国民为有效行使政治权利并扩大其参政能力而要求国家帮助创造健康条件获得的权利。

二 基本医疗卫生制度自身的复杂性

基本医疗卫生制度是一项巨大复杂的社会工程，牵涉医疗卫生管理体制、运行机制、服务价格调整、医保支付、人事管理、收入分配、利益调整等多方面因素，更涉及公平与效率、政府与市场、激励与约

---

① 世界银行：《公平与发展：2006年世界发展报告》，清华大学出版社2006年版，第26页。

② 吴宏超、林玉芬：《我国基础教育公平面临的问题及对策》，《班主任之友》2005年第6期。

③ 杨海芬：《全民医保制度下的基本卫生保健制度构建研究》，硕士学位论文，南京大学，2012年。

束之间的关系处理。其复杂性的主要原因是影响"看病难、看病贵"问题的成因多而复杂,"三医联动"包括医疗卫生体制改革、医疗保险体制改革以及药品流通体制改革,旨在实现"人人享有基本医疗卫生服务"目标。改革开放以来,虽然我国医疗卫生事业发展取得了巨大成就,但也存在一些突出的矛盾和问题,集中表现为基本医疗保险制度"碎片化"使得城乡、区域和人群间的保障水平差别较大;基本药物价格形成机制不健全导致药品价格虚高和基本药物供应不足;医疗服务提供体系结构不合理,基层医疗机构薄弱,大医院"以药养医"机制尚未破除,医疗费用不合理上涨。以上问题错综复杂、相互影响,共同形成了现阶段的"看病难、看病贵"问题。

同时,现行的基本医疗卫生制度存在顶层设计不合理、制度体系发育不健全、制度运行效率低和缺乏制度保障等问题,阻滞了"人人享有基本医疗卫生服务"目标的实现。"三医联动"正是基于我国现行的基本医疗卫生制度的复杂性,以消解公众"看病难、看病贵"问题为出发点的中国式医改路径选择。"三医联动"是社会公众健康诉求不断提升的必然趋势,是对"割裂化"的基本医疗卫生制度进行结构性整合的必经过程,充分反映了我国现阶段经济社会发展水平,这不仅体现为制度内容的扩展与丰富,还体现为制度目标的变迁,即从最初经济发展水平极低情况下为保障绝大多数人初级卫生需求到现阶段实现"人人公平享有基本医疗卫生服务"目标。基本医疗卫生制度需要通过结构性整合,在医疗、医药和医保不断健全的基础上,通过三者的统筹协调和整体推进,才能在实现健康公平性的同时,不断提升制度运行的效率,实现健康效益的最大化。

三 "三医联动"具有消除内耗、提高效率的正当性

我国基本医疗卫生制度体系存在的"割裂化"缺陷证明其并不是净效益最大的制度,由此便产生了制度变革的动机和需求。实行"三医联动"推进基本医疗卫生制度建设是一种制度的帕累托改进的过

程。基本医疗卫生制度的建立与发展是我国医药卫生事业不断发展、完善而进行再选择的过程，可以从基本医疗卫生制度的产生、成长和发展的进程看出，基本医疗卫生制度变迁不仅体现了制度保障内容的丰富，也体现了制度理念的不断趋于公平正义、制度目标不断趋于覆盖全民。目前，我国的基本医疗卫生制度在制度设计、运行、规定、保障等方面存在着不足，现存的基本医疗卫生制度处于非均衡状态，需要通过制度设计的完善实现制度的均衡，这是制度变迁的必然。而"三医联动"的提出在于解决当前基本医疗卫生制度在制度框架设计上医疗、医药、医保分割且运行分散化所产生的弊端（即高费用、低效率、欠公平），对于基本医疗卫生制度的可持续发展、保障居民健康水平以及实现城乡居民享有基本医疗卫生服务公平性和可及性、促进社会公平具有重要意义。推进医疗、医药、医保之间的协同，可以有效提升制度运行效率。

由于制度体系内多元主体的价值目标和利益诉求的不一致，在制度运行中容易产生制度内耗，而使整个体系朝着非线性方向发展，从而降低了制度运行效率。我国基本医疗卫生制度的推进主要由医疗保险部门、医疗服务机构、医药生产流通部门等作为组织载体，三者之间内在关系的复杂性，是引发制度内耗的原因所在。首先，医疗保险部门主要是对医院进行控制，通过建立风险共担的费用分摊机制和对医疗费用的合理性做出审查，对医疗服务机构进行监管和规范。如果医疗费用不合理，医疗保险部门可以拒绝支付。其次，对患者、医生和医院的医疗行为的控制。赵云认为①，医药生产流通部门是实现利润的主要场所，从我国目前的实际情况来看，医药生产流通部门的市场化程度并不高，药品销售主要还停留在对掌握购买决策权的少数医生和医院的争夺阶段。最后，在我国的医药生产流通过程中，药品销售的实现主要是通过医疗机构来实现的，反而消费者作为药品销售

① 赵云：《新三医联动模式》，科学出版社 2015 年版，第 26 页。

的终端却是最远离销售环节的，而且三者之间所产生的问题都会通过医疗机构与社会公众的矛盾形式反映出来，所以医疗改革要求改革医疗服务机构，但是其实际内涵则是医保、医疗和医药三者的共同协调。而"三医联动"的核心思想则是希望各项职能转变向一个统筹的方向去发展，减少"三医"之间的"割裂化"，这有助于提升制度运行效率，减少因"三医"部门之间的利益冲突产生的制度内耗。

第二节　我国基本医疗卫生制度结构性整合的可行性

一　国家强大的政治承诺

依据国家与公民之间的"政治契约"，政府在提供满足社会成员公共需求的公共服务方面的责任是不可转移的，由此可见政府是基本医疗卫生制度的供给主体。政府的执政理念和决心，是基本医疗卫生制度建立的最重要的依据。建设覆盖城乡居民的基本医疗卫生制度，保障国民的基本健康权利，已经成为我国执政党行动纲领和执政理念的一个组成部分。政府强调以公共权力和以增进公共福利为价值目标以及对"三医联动"持续性的政治意愿，对推进基本医疗卫生制度的建设提供了政治可行性。"三医联动"高度依赖政府在制度设计、价值理念、管理职责和监督管理等方面的表现，完善基本医疗卫生制度符合我国政府的执政理念和发展策略，政府的执政理念和发展策略是制度推行的政治保障。近些年来，中央政府高度重视民生问题，并将"到2020年实现基本医疗卫生服务的全民覆盖"目标纳入远景规划，健康保障问题也已成为"十四五"规划的重大课题，以"三医联动"推进基本医疗卫生制度建设已经成为医药卫生体制改革的大方向。

二 国内先行地区"三医联动"改革的成功示范

"三医联动"是弥合我国基本医疗卫生制度长期以来"割裂化"发展的制度安排。其突出了医疗、医药和医保内在的规律性，强调了系统要素之间相互协同能够发挥 1 + 1 + 1 > 3 的"协同效应"的重要意义。而我国"三医联动"起步较晚，且理论研究滞后于地方实践。自 2002 年起，上海市"整体统筹、协同推进"模式成为我国最早推行"三医联动"改革的先行典范。随后，山东省潍坊市的"三位一体"模式、福建省三明市的"公立医院综合改革"以及安徽省"保基本、强基层、建机制"模式等"三医联动"的地方实践在国家推进基本医疗卫生制度的大背景下，以地方实践推进了制度可行路径的深化，起到了示范和先导的重要作用。

2000 年 7 月，上海在全国率先开展了城镇职工基本医疗保险制度、医疗机构和药品生产流通体制"三医"改革。上海市松江区在2002 年 4 月提出了"三医联动改革"的思路，在"保证基本医疗、减少资源浪费、促进协调发展"的总体要求下，松江区重点研究政府在"三医联动"改革中的主导作用，探索公立医疗机构补偿机制，最终有力地缓解了地方公众对基本医疗卫生服务的可及性和可负担性问题。山东省潍坊市以"利贫、普惠、经济"制度实施指引，按照"三位一体"的改革思路推进基本医疗卫生制度发展，其"三位一体"即将医疗服务体系、医疗保障体系和药品供应保障体系同步进行完善，通过以"三医并举"最终推进了"人人享有基本医疗卫生服务"目标的实现。安徽省在"三医联动"中明确了医药卫生体制综合改革的目标：基层医疗机构公益性的管理体制和新的运行机制基本建立，基本公共卫生和基本医疗服务能力明显增强，医务人员素质显著提高，人民群众的公共卫生和基本医疗服务需求得到基本满足。通过几年的地方实践，最终极大满足了地方公众对基本医疗卫生服务的需求。近年来，福建省三明市以"公立医院综合改革"为内容的"三医联动"得到全

国范围的认可和赞誉。其坚持"三个依靠",将改革指向改革难度最
大的公立医院。通过公立医疗机构硬件投入依靠政府、软件和日常管
理依靠医院自身、降低医疗成本和提高运行效率依靠体制机制创新,
以"三医联动"最终实现公立医院回归公益性、医生回归看病职责、
药品回归治病功能的改革成效。

三 我国经济社会发展为"三医联动"提供了必要条件

改革开放以来,我国经济高速发展,人均收入水平显著提高。2019
年我国城镇居民人均可支配收入 42359 元。国内生产总值达到 990865.1
亿元,1979—2019 年的平均增长速度为 9.4%。① 首先,公共财政对
"三医联动"制度推进的财政支撑能力增加,保证了政府财政责任的
归位。经济的持续增长使得我国经济实力不断增强,财富不断增多,
为医疗保险制度持续发展产生了有力的支撑作用。现阶段只能依据经
济实力首先做到保基本、广覆盖、低水平,随着经济社会的不断发展
和国力逐日增强,才能够提高基本医疗卫生服务水平,最大限度满足
社会日益增长的健康需求。

第三节 我国基本医疗卫生制度结构性
整合的合理性

一 目标与手段的多方对接

提高民众健康素质是推动经济和社会发展的重要基础和目的。基本
医疗卫生制度是政府合理使用公共权力,体现公共意志的一项卫生制
度,目的是实现"人人享有基本医疗卫生服务",保障社会公众的基本
医疗卫生需求,维护社会公平正义。具体来说,基本医疗卫生制度就是

---

① 中华人民共和国统计局编:《2020 中国统计年鉴》,中国统计出版社 2020 年版。

保障全体公众获得基本医疗卫生服务的公平性、可负担性和可及性，也就是做到健康保障的起点公平、过程公平和结果公平。如何把对起点公平、过程公平与结果公平的重视和追求贯穿卫生制度设计及推进的全过程？这需要从整体上把握医疗、医药和医保发展的内在规律性，通过协同"三医联动"改革，最终推进基本医疗卫生制度的完善。同时，鉴于卫生体制改革包括医疗、医药和医保等制度内容，涉及政府相关部门、医保机构、医疗机构、药品生产企业、患者等在内的利益相关者，它们的目标和手段各不相同：患者通过向政府表达自身利益诉求从而实现健康收益最大化；政府通过基本医疗卫生制度建设保障基本医疗卫生服务的公平性、可及性和可负担性，从而巩固自身统治地位；医疗机构（医务人员）通过提升医疗服务的质量和效率来完成政府给予的任务和获得医疗收入，从而保证日常运行和获得发展；医疗保险经办机构通过对医疗机构的医疗行为进行监督和规范，以相对有限的医保基金尽可能多地满足参保人员的医疗保障需求，从而实现医保基金收支平衡；药品生产企业通过降低成本和提高效率来获得最大利润。虽然各方的目标和手段不尽相同，但是只要充分利用其有助于提升"健康效益最大化"的利好方面，最终能够从整体上推进基本医疗卫生制度的发展。

二　系统与要素的具体协同

协同论认为，千差万别的系统有共同的运行规律。"三医联动"是在基本医疗卫生制度框架内旨在改变过去医疗、医药和医保三大制度分割现象的制度安排，它以协同理论作为方法论，强调改革的整体性和协同性。医疗、医药和医保三大制度在整个医药卫生体制环境中，存在着相互影响而又相互合作的关系。邹珊刚等指出，系统是由两个以上的子系统（要素）相互联系、相互作用，从而具有一定结构和功能的有机整体，它从属于更大系统。[1] 系统内各子系统之间通过有机

----

① 邹珊刚、李继宗、黄麟雏：《系统思想与方法》，陕西人民出版社 1984 年版，第 5 页。

组合产生部分之和大于整体的协同效应。依据系统论，我国基本医疗卫生制度可以看成是由多个子系统按照一定的秩序和结构进行有机组合而成的大系统，同时又是医药卫生体制改革中的一个复杂子系统。基本医疗卫生制度的研究可以打破传统单纯局限于医疗、医药或医保等某一领域或割裂三医之间的内在联系的研究，运用系统论审视要素与要素、要素与系统、系统与环境之间的相互关系，将基本医疗卫生制度看作一个大系统，其包括公共卫生、基本医疗服务提供体系、基本药物供应保障体系、基本医疗保险体系等关键子系统。由于本书着眼于社会公众"看病难、看病贵"问题，在基本医疗卫生制度系统研究中，主要围绕关系看病就医问题的医疗、医药和医保展开研究。三医各子系统间通过补偿机制、支付制度、定价机制、分配制度，监督机制等进行互通。系统论指出，在复杂开放系统内的大量子系统相互协同运作，产出超越自身单独作用而形成整个系统"1+1>2"的聚合效应，这促使任何系统内子系统产生协同行为，进而系统整体质变产生集体效应，从混沌转向有序。

协同论认为，在一个系统内，若各种子系统不能很好协同，就必然呈现无序状态，发挥不了整体性功能而终至瓦解。"三医联动"正是推动基本医疗卫生制度走向有序的内部子系统协同机制。"三医联动"改革是在基本医疗卫生制度框架内旨在改变过去医疗、医药和医保三大制度分割化的制度安排，它以系统理论作为方法论，强调改革的整体性和协同性。因此，医疗、医药、医保之间的有效衔接和有效联动是推进基本医疗卫生制度的突破点。通过系统论整体性的思维能够更加全面、立体地剖析基本医疗卫生制度系统本身存在的问题，以及系统与医疗、医药和医保等关键子系统之间的相互关系，深入挖掘"三医联动"的重点和难点，试图通过"三医联动"不断完善三医各制度，同时探索三医之间内在规律性问题，最终以"三医联动"来推进整个基本医疗卫生制度发展，发挥"部分之和大于整体"功能，实现"人人享有基本医疗卫生服务"的医改目标，提升社会满意度，促进国家社会的长治久安。

三　夙愿与现实要求的高度统一

1993 年，世界银行在《一九九三年世界发展报告：投资于健康》中赞许了中国政府用不到 1% 的卫生投入解决了占世界 22% 的人口的健康保障问题。1952 年，中国政府曾在新中国成立初期利用有限的资源，集中财力推进了"面向工农兵，预防为主，团结中西医，卫生工作与群众运动相结合"的大卫生总方针，通过强调整体统筹的制度安排，配以强制性的法律法规协同推进医疗、预防、保健等改革，在全国范围内逐步建立了包括卫生防疫、妇幼保健、国境卫生检验检疫机构在内的、基本完整的公共卫生体系。随后，先后建立起城市的公费医疗和劳保医疗，农村的新农合制度，并使基层医疗卫生组织得到了快速发展，最终保障了绝大多数公众的基本健康需求。可见，实现"人人享有基本医疗卫生服务"一直以来都是我国政府和社会公众的夙愿和努力方向。

当前，我国卫生资源总量不足且配置不均衡，城乡、区域和人群间医疗保障水平差距大。同时，公立医院运行偏离公益性，基层医疗机构服务能力不足，基本药物的社会可及性差，以上问题导致我国"看病难、看病贵"问题普遍存在。其中有改革开放后医疗卫生的市场化运行和政府责任弱化的历史遗留问题，也有现阶段政府主导力量不足和制度安排缺乏整体统筹的现实问题。通过对比我国基本医疗卫生制度变迁历程，明确"人人享有基本医疗卫生制度"目标，从中找出影响制度推进的关键因素，以及阻碍制度推进的障碍因素，从而有效把握历史与现实的统一。新中国成立初期的大卫生工作充分发挥了政府的主导作用，同时通过合理的制度安排最终走出了一条"投入较低，产出效益好"的卫生改革路子。当前，我国经济社会得到了飞速发展，资源得到了一定积累，我国政府有财政能力为基本医疗卫生制度改革提供物质基础，然而，影响改革成功与否的关键性问题在于进行科学合理、有效兼顾公平与效率的制度安排。新时期，党中央和政府积极倡导"三医联动"推进我国医药卫生体制改革，这不仅进一步重申了政府在卫生体制改革中的主导地位，而且认识到医疗、医药和医保体系之间内在的规律性，充分把握了卫生改革的整体性和全局性，做到了制度推进夙愿与现实要求的统一。

第五章　我国基本医疗卫生制度深入改革的路径[*]

2009 年《中共中央国务院关于深化医药卫生体制改革的意见》明确提出，到 2020 年基本建立覆盖城乡居民的基本医疗卫生制度。建立覆盖城乡居民的基本医疗卫生服务体系，是实现"人人享有基本医疗卫生服务目标"的重要举措。本书将从价值目标、顶层设计、治理结构和制度保障四个维度来探讨推进我国基本医疗卫生制度改革深入的路径。

第一节　我国基本医疗卫生制度深入改革需要明确的价值目标

基本医疗卫生制度旨在通过为城乡居民提供安全、有效、方便、价廉的医疗卫生服务，从而保障公众的基本健康权利和提高国民整体健康素质。"三医联动"作为现阶段完善我国基本医疗卫生制度体

---

[*] 本章部分内容发表在叶俊、郭佩佩、陈春等：《浙江省家庭医生签约服务政策响应及优化策略分析》，《中华医院管理杂志》2018 年第 4 期；叶俊、应纯哲、陈春等：《我国台湾地区某医学中心 DRGs 个案管理演示及借鉴》，《中华医院管理杂志》2019 年第 5 期。

制结构和提升制度运行效率的制度安排，需要以卫生正义为价值导向，以社会公众健康权利为目标导向，以所提供的安全、有效、方便、价廉的医疗卫生服务为效果评判依据，进而设定我国基本医疗卫生制度改革"保基本、促公平、控费用、提效率"的价值目标体系。

一　保基本

健康或疾病的差异会深刻影响一个人取得社会资源的机会，所以一个公正的社会应当满足每个人获得基本治疗的权利。而为达到公平，基本医疗卫生制度有必要采取"三医联动"整体性改革，以弥补由医疗、医药和医保各项制度片面发展所导致的"看病难、看病贵"问题难以消解。通过"三医联动"对制度进行结构性调整，来最终实现"人人享有基本医疗卫生服务"的医改目标。

将"保基本"作为我国基本医疗卫生制度的基本目标，可以区分发展的阶段性和渐进性，遵循了卫生事业发展的一般规律，更有利于体现社会公平原则和"最小最大化"的原则。我国目前仍然是一个处于社会主义初级阶段的发展中国家，国家财政能力有限，还不能满足社会公众所有的健康需求，只能优先发展最基本的健康保障。同时，从世界各国发展卫生的实践来看，重视疾病预防和选择适宜诊疗是"卫生投入少，产出效益好"的明智举措。突出"保基本"，关键在于通过政府直接的公共财政投入和医疗保障体系建设，让社会公众机会均等地获得健康保障的可行能力。改革开放以来，我国经济高速发展，人均收入水平显著提高。可见，公共财政对基本医疗卫生制度推进的财政支撑能力增加，为政府财政责任的归位提供了物质保障。然而，基于我国人口众多以及经济社会发展不平衡的现实考虑，目前制度所保障的水平还很有限，应考虑基本国情量力而行。现阶段只能依据经济实力首先做到"保基本、广覆盖、低水平"，随着经济社会的不断发展和国力逐日增强，才能够逐步提高基本医疗卫生服务水平，最大限度满足社会日益增长的健康需求。我国基本医疗卫生制度将"保基本"作为保证个人最基本的健康权利，维持其最基本的生存权和发展权，保障公共事业福利性质的最基本要求。突出"保基本"要防止认为保基本就等于低水平的错误思想意识。其实，保基本是一个动态发展的概念，这意味着随着经济社会发展水平的不断提升和国家财政能力的增强，基本医疗卫生服务的覆盖范围将得以扩大、保障水平将随之提高。此外，在明确"保基本"意义的同时，也要防范基本医疗卫生服务的提供脱离我国基本国情而陷入福利陷阱，造成国家社会资源的浪费。

"三医联动"是整体统筹，协同推进医疗、医药和医保的一项制度安排，其在"保基本"目标指引下的重心是强化基层的功能和作用。医疗承担着为社会公众提供健康产品和服务的输出端，直接综合反映了改革的制度效果。基层医疗机构具有"低投入、高产出"的优势，理应是向社会公众提供基本医疗卫生的主体。因而，推进"三医联动"要以健全城乡基层医疗机构为重心。"强基层"，其实质是提高基层医疗卫生服务机构的服务能力，保证公众获得基本医疗卫生服务的可及性。健全的基层医疗卫生服务体系能够解决大多数居民的基本健康问题。总之，"三医联动"改革要重点优化与重构基层医疗卫生服务体系，通过合理的财政投入和机制设计，强化基层对社会公众基本健康的保障能力。

二　促公平

每一位社会成员，不论其收入、社会地位、居住地域、年龄和性别等如何，都有机会达到最佳的健康状态，实现社会的健康公平。健康公平是社会起点公平的重要保障，也是经济和社会可持续发展的保障。基本医疗与公共卫生是人人不可或缺的健康需要。实现"人人享有健康保障"的健康公平具有消除社会差异的普适性意义，满足社会正义的应然需求而具有合理性。国家在顶层设计和制度安排中要关注社会成员的可行能力，而制度创新更应该定位于通过合理、合法的政治程序来维持和增进这种健康获得能力。公平性是基本医疗卫生制度的题中应有之义。而这种公平性主要表现为全民性、普及性，这是基本医疗卫生制度保障公民健康权的内在要求，也是健康公平性的本质所在。在"全民健康覆盖"目标下，政府应该将基本医疗卫生制度作为每一位社会成员基本权利的保障，经过合法性的政治程序，转化为对应有而未能获得基本保障的社会人群的制度安排。

实现健康公平需要两个条件。一是程序公平，即机会获得、服务提供、服务利用等环节连续性过程的公平。二是权利平等。权利平等是社会公平正义的基本要求。卫生资源配置过程中的相关社会主体间的权利平等是维持或推进健康公平的基本条件。在健康公平实现的过程中，运用法律既能够维护所有公民的合法健康权益，又能够保障所有公民在享有卫生服务的过程中不会受到歧视。

马玉琴等[1]认为，长期以来，我国存在的城乡二元社会结构，加剧了城乡人群的健康状况差异，农民因疾病经济负担进一步加重，"因病致贫，因贫致病"现象严重，从而加剧城乡二元结构的矛盾，形成恶性循环。因此，在基本医疗卫生制度的建设过程中，应始终坚持以农村和贫困地区为重点，以基层医疗服务机构建设为基础，在制度安排中以"人人享有基本医疗卫生服务"为目标，通过医疗、医药和医保公平性的提升来缩小城乡、区域和人群间健康保障获得可行能力的差距，提升卫生系统整体的公平性。促进基本医疗卫生制度的公平性的提升，即能够让所有的公民在政府组织建设的医疗服务体系中都有均等机会获得比较相似的基本医疗卫生服务，从公共财政和社会资源再分配中能够获得享有基本医疗卫生服务的机会公平。这种公平性不会因为人群身份、地位、收入等差异而影响其平等地享有基

---

① 马玉琴等：《我国基本卫生保健制度内涵及策略解析》，《医学与社会》2009 年第22 期。

本医疗卫生服务的权利。这种公平性尤其体现在对困难人群、残疾人、妇幼等社会弱势群体的特殊关怀。然而，促进基本医疗卫生制度的公平性，并不意味着人人享有基本医疗卫生服务的绝对公平。在一个国家的城乡二元结构和社会经济发展还很不均衡的情况下，公众只能享有与本国社会经济发展阶段相一致的基本医疗卫生服务的公平。人们享有基本医疗卫生公平的程度随着经济社会的发展而逐步提高，这种人群间公平的水平逐步接近，却不可能做到绝对的公平。

三　控费用

WHO 分析国家卫生系统的新框架，认为卫生系统应该有三个主要目标：一是健康目标，二是人民满意目标（即对卫生问题和突发事件反应程度和能力），三是卫生费用支出的公平合理目标[①]。卫生费用支出在全球范围内呈上升趋势，其在国民生产总值总支出中的比例也在不同程度地增加。卫生费用的过快增长加重了公众的经济负担，增加了国家公共财政压力，卫生资源的使用方向和利用结构被扭曲，公共政策有可能沦为富人"俱乐部产品"，随之而来的对社会公众健康公平权利的剥夺，不利于国民整体健康素质的提升和国家经济社会的长治久安。

计划经济时期，医疗机构首先配置和提供适应当时经济社会发展水平的适宜技术，保证了绝大多数社会成员的基本医疗卫生需求。而市场化导向的医药卫生体制改革，导致大量卫生资源向城市大型医疗机构、高端技术设备、高收入和高保障人群聚集，从而引发价格攀升和降低卫生服务的绩效、公平性和可及性。

现阶段，中国政府提出"将基本医疗卫生制度作为公共产品向全

---

① 转引自李立明《社会经济发展与公共卫生事业发展的互动作用》，《中国公共卫生》2002 年第 1 期。

民提供"，就是立足于那些预防保健和常见病、多发病、地方病、严重危害人民基本健康权利的疾病诊治，通过提供国家、社会和个人都能够承受的安全、有效的基本药物、适宜诊疗、适宜技术，最终在缓解"看病难、看病贵"问题的同时，达到有效控制卫生费用快速增长的目的。

此外，鉴于卫生资源的有限性和卫生服务需求的无限性之间的矛盾，我国基本医疗卫生制度发展要与经济社会总体发展水平相适应，讲究"成本效益"原则，强化基层医疗机构的主体作用，巩固基本药物制度在基层的运行机制，提供基本药物和适宜诊疗；推进公立医院回归公益性进程，发挥医疗保险的第三方监管作用，引导和规范医疗行为，杜绝过度医疗和"大处方"，有效控制医疗费用，节省医保基金。总之，控制卫生费用的过快上升是一项长期的艰巨任务，要通过深化改革、加强管理、制度创新、标本兼治来解决，这需要医疗、医药和医保三方面多管齐下，以联动的方式，真正有效控制卫生费用的不合理增长，走出一条符合中国国情的资源节约型医改之路。

四　提效率

提升基本医疗卫生服务供给效率既是各国政府卫生部门追求的基本政策目标，又是医疗卫生服务评价的黄金标准。在医疗卫生领域，存在宏观和微观两个层面的效率观：第一种宏观效率就是指基本医疗卫生服务的供给效率，意为在有限的卫生资源前提下，实现医疗卫生服务系统健康效益产出的最大化，是所有相关制度安排与医疗卫生服务运行各要素的适应程度，表现为基本医疗卫生制度的有效性；第二种微观效率是指医疗机构在服务提供中的投入和产出比。两种效率观相比，宏观效率突出了提升公众健康权和社会正义的重要性，与我国基本医疗卫生制度改革内涵相契合。

一方面，目前，我国基本卫生医疗服务效率低下。在农村，由于卫生资源十分稀缺，农村缺医少药现象仍然突出，农民健康得不到基本保障。加上新农合相比于职工医保和居民医保，其筹资水平和保障水平较低，不少农民"因病致贫、因病返贫"。在城市，由于卫生资源集中于大医院以及社区卫生服务机构发展水平不高，大量公众涌向大医院，造成了"看病难"；同时，由于当前公立医院运行机制不合理，公益性淡化，在国家允许医疗机构在药品进价的基础上提价15%的政策下，开大处方、用高价药、小病大治等医疗行为导致我国城镇居民"看病贵"问题突出。另一方面，我国卫生资源配置结构不合理往往导致效率低下。城乡、区域之间的卫生资源配置不够均衡，尤其是城乡之间不平衡。占全国人口绝大多数的农村人口仅享有不相匹配的少量卫生资源，表现在基础医疗机构设施差，医疗设备少且陈旧，缺乏专业的卫生技术人员，远不能满足农村居民就医需求；同时，卫生资源有效利用率不高。唐天伟等指出，在20世纪90年代，医院和乡镇卫生院病床使用率、医生人均每日担负诊疗人次及医生人均每日担负住院床日等指标呈逐年下降的趋势，直到2000年以后才略有上升。[1]

针对以上引发基本医疗卫生制度供给效率低下的原因，我国各级政府应该明确自身在基本卫生医疗制度供给中的职责和使命，在中央政府的统一指导下联动地方政府把"人人享有基本医疗卫生服务"付诸实践。唐天伟等[2]提出了三个举措来提升基本医疗卫生制度供给效率：（1）有效整合城乡卫生资源。在城市，适当控制大医院的发展数量，不断改进服务质量，纠正大医院乱建、设备滥上、无序竞争、转嫁医疗成本的不规范行为；在农村，要普及三级医疗卫生服务网络，

---

[1] 唐天伟、陈凤、段文清：《中国基本卫生医疗服务及效率分析》，《江西师范大学学报》（哲学社会科学版）2012年第1期。

[2] 唐天伟、陈凤、段文清：《中国基本卫生医疗服务及效率分析》，《江西师范大学学报》（哲学社会科学版）2012年第1期。

充实医疗技术人员和医疗设备，全面提高医务人员的技术水平，基本完成以乡镇卫生院为重点的农村医疗机构房屋建设和设备装备，整合现有的房屋、设备、人员等资源。建立起以县为中心、以乡为枢纽、以村为基础的农村医疗卫生服务网络，从而保证农村居民能够及时地获得基本医疗卫生服务；（2）以有效的制度供给提升效率。建立覆盖城乡居民的医疗服务体系和基本医疗保险体系。世界卫生组织认为80%的疾病问题都可以在社区层面得到解决，因此基本卫生医疗服务提供主体应是基层卫生服务机构，建立以社区卫生服务机构为主体的基本医疗服务提供体系，完善农村县、乡、村三级医疗服务体系。同时，全面推进职工医保制度、居民医保制度、新农合制度建设，政府在公共筹资上发挥主导作用，给予必要补贴，逐步提高基本卫生医疗保障水平。（3）发挥政府的监管作用，这是提升制度供给效率的外部支撑。政府是基本医疗卫生制度运行的监管主体，应大力整治医疗服务中的不良行为，对基本药物的生产、定价、流通和供应等一系列过程加以监管，实施服务态度和服务质量患者评价制。通过建立健全长效监管机构与监管制度，加强对医疗卫生行业的监管，以期达到降低虚高药价、减少"过度医疗"、增加就医的透明度和公开性，营造公平、公正、公开的就医环境，进而提升我国基本医疗卫生制度整体运行效率，保证基本医疗卫生服务的有效供给。

第二节　以顶层设计的确定性来确立
卫生正义的理念指引

卫生正义要求基本医疗卫生制度能够尊重每一位社会成员享有基本健康的平等权利、合理考虑不同群体获得健康的正当利益。因此，基本医疗卫生制度改革需要通过符合卫生正义理念的顶层设计来最终确立社会公众获得健康保障的公平性。这也是基本医疗卫生制度改革从根本上真正解决"看病难、看病贵"问题的首要任务。

一　构建"政府保基本、市场提效率、社会促公平"的治理新格局

　　医疗卫生服务市场是一个不完全竞争的市场，具有不同于其他商品和服务市场的特点，最典型的是公共产品、信息不对称和服务提供者的自然垄断等限制了市场机制的作用。基本医疗卫生制度改革必须实行政府干预与市场调节的有机结合，通过政府主导，保障公众基本健康需求，实现卫生正义的职能，纠正市场失灵问题，全面统筹经济与社会的协调发展；通过市场调节手段，促进竞争，提升卫生发展效率，适应经济发展对卫生服务需求不断提高的要求。为保证基本医疗卫生服务公平性和可及性，消除市场失灵对基本医疗卫生制度改革的负面影响，政府应居于保障基本医疗服务的主导地位。同时，郑大喜指出，为了提高基本医疗卫生服务供给效率，在卫生资源调配和卫生服务提供等方面应发挥市场的调节作用，弥补政府计划管理的不足。[①]

（一）政府保基本

　　作为卫生事业重要组成部分的基本医疗卫生制度，其功能涉及所有社会成员的共同基本需要，政府在卫生资源配置中的主导责任对于发挥卫生资源的基本功能具有关键性的作用。公平与效率是卫生资源配置的两大主要目标，现阶段基本医疗卫生制度应坚持"公平优先，兼顾效率"的原则，优先保障公众最基本的医疗卫生服务需求。政府保基本指的是明确政府要保证弥补市场不能承担或者不愿意承担的基本医疗卫生的供给，为社会公众的基本健康需要兜底。强化政府在基本医疗卫生制度中的责任，需要加强政府在执政理念、顶层设计、筹资、服务、监管等方面的职责，维护基本医疗卫生制度的公益性，促

　　[①]　郑大喜：《医疗保险费用支付方式的比较及其选择》，《中国初级卫生保健》2005 年第6 期。

进公平公正。

第一，执政理念——以自由看待发展。"实质自由包括免受困苦——诸如饥饿、营养不良、可避免的疾病，过早的死亡之类——基本的可行能力，以及能够识字算数，享受政治参与等的自由。"[①] 按照这样的观点，健康是人类获得自由从而实现发展的基本前提。具体来说，就是要将国民健康保障放在重要位置，减少影响健康的不利因素，缩短因资源不公平分配导致的差距，使每个社会成员都能获得保障基本健康的可行能力和必要条件。只有政府确立了正确的发展观和执政理念，人民健康才能有政治层面上的合法性保障，进而有利于社会公共事务伦理原则和规范的衍生，相应健康政策法规的制定。我国的卫生事业是政府实行的具有一定福利性质的社会公益事业，决定了由政府均等化提供基本医疗与公共卫生服务的主要责任，尤其是政府应该尽可能地在卫生资源配置中，避免存在城乡差别、区域性差距或不同社会群体差距，有效地担负起保障公众均等化享有健康的责任。《中华人民共和国宪法》规定的几点内容：第一，公民健康不受侵犯，第二，公民在患病时有权从国家和社会获得医疗照护、物质给付和其他服务，第三，国家应发展医疗卫生事业、体育事业、保护生活和生态环境，从而保护和促进公民健康。[②] 可见，健康作为一项公民的基本人权，政府应当承担起"执政为民"的主要责任，有义务保障全体国民的基本健康权。

第二，制度安排——合理性与合法性的统一。基本医疗服务体系是由政府统一组织、向公众提供公共卫生和基本医疗服务的健康保障制度。樊继达指出，其保基本的主要内容和形式是：以公共卫生机构、城市社区卫生和农村卫生机构为主要服务载体，以公共财政为基础资金，以基本药物和适宜技术为手段，以"人人享有"为目标，向城乡

---

① 阿马蒂亚·森：《以自由看待发展》，任赜、于真译，中国人民大学出版社 2002 年版。
② 转引自焦洪昌《论作为基本权利的健康权》，《中国政法大学学报》2010 年第 1 期。

居民免费提供公共卫生服务，通过合理收费提供基本医疗服务①。尤其在基本医疗卫生制度结构性问题上，可以从以下5点把握好"保基本"目标：一是要把保基本与政府合理投入政策统一起来，二是要把保基本与基本药物制度统一起来，三是保基本要与基本医疗保险制度统一起来，四是保基本与合理配置卫生资源相统一，五是要把保基本与加强监管统一起来。

（二）市场提效率

发挥市场在卫生资源配置活动中的基础作用，维护市场机制促进卫生资源配置合理化和效益化的功能，有助于提高卫生资源配置的效率。市场调节在医疗资源配置、医疗服务购买、医疗产品定价、医疗机构筹资渠道、医药生产流通环节、医疗机构改制等领域具有提升效率的作用。蔡立辉指出②，要正确发挥市场机制的作用，鼓励营利组织、非营利组织扮演过去政府承担的部分角色，使营利组织、非营利组织共同分担营运的风险，协助政府提供医疗卫生服务，刺激政府提高医疗卫生服务的效率与质量。这既有利于发挥市场机制的作用，合理使用政府的社会职能、经济职能，实现政府从社会管理中部分撤出，鼓励社会力量参与提供医疗卫生服务，也有利于强化政府对社会办医疗机构的监督与规范，保障医疗市场的公平竞争。

基本医疗卫生服务根据产品性质可以分为公共卫生服务和基本医疗服务。其中，基本医疗服务不属于完全意义上的公共产品，介于纯公共产品和纯私人产品之间，不具有严格的非排他性和非竞争性。厉昌习等认为③，基本医疗服务是针对绝大部分的常见病和多发

---

① 樊继达：《统筹城乡发展中的基本公共服务均等化》，中国财政经济出版社2008年版，第146页。

② 蔡立辉：《医疗卫生服务的整合机制研究》，《中山大学学报》（社会科学版）2010年第1期。

③ 厉昌习：《政府建设农村医疗卫生的依据和职责定位》，《中国卫生事业管理》2008年第3期。

病，为全民提供所需药品和诊疗手段，以满足全体公民的基本健康需要。它属于准公共产品，排他性比较小，但属于使用边际成本较高的拥挤性公共品，要求政府对此类服务的提供进行补贴。主要可以采取两种形式：一是公共部门生产、公共部门提供；二是私人部门生产、公共部门提供，以此保证公共产品生产和供给的效率和质量。

基本医疗卫生服务是一种保障公众基本健康权利、满足公众基本健康需求的医疗服务，但这并不意味着这种医疗卫生服务就是低水平的。王俊华指出[①]，随着经济发展、疾病谱的改变以及人们对健康期望的提高，公众消费健康的需求和支付能力不可能完全是一种低水平的均等化，因此在基本公平之上必然存在着高端需求和满足的差别。加上医疗服务市场化运行，社会个人卫生经费投入越来越多，人们对健康的需求、择医的偏好，由此造成公众的基本医疗与公共卫生服务的需要量、需求量及利用率，与实现公共健康在基本医疗与公共卫生服务的实际需要供给之间存在着明显差距。鉴于我国人口基数大和地大物博的实际国情，完全依靠国家财政的补助为公众提供低廉的医疗服务具有较大难度，同时不符合可持续发展战略。政府应坚持"以非营利性医疗机构为主体、营利性医疗机构为补充"的办医原则，建设结构合理、分工合作、覆盖城乡的医疗服务体系。在基本医疗保险制度全覆盖的前提下，让公众在多层次的医疗服务上有更多选择。

（三）社会促公平

现代民主社会必然要求培育一个参与政治协商的社会公民来表达公众的意愿和建议，通过对话、交流、沟通、协商等方式自下而上地影响、制衡政府政策和制度的制定。在卫生领域的群体利益结构中，

---

① 王俊华：《基本医疗卫生服务均等化：差异性社会中公共健康的必然选择》，《苏州大学学报》（哲学社会科学版）2010 年第 6 期。

公众处于分散的无组织状态，个人力量比较微弱。需要从卫生系统的力量结构平衡出发，建立一支代表患者利益的实体力量充当公众与政府之间桥梁和纽带的作用，代表社会各阶层、各群体的利益，进而促进社会的公平和正义，使社会趋向于和谐。建立实体组织主要是参与"三医联动"宏观政策的制定、监督，以期在制度层面准确表达社会利益，同时参与医疗服务提供、药品定价和医保基金使用等过程的监管，对过度医疗、药价虚高和医保基金使用不当等行为及时向有关部门举报。只有形成社会广泛参与的机制，才能对医疗机构、医保经办机构、医药企业以及政府部门形成权力制衡的约束力，保障"三医联动"的有效推进。基本医疗卫生服务人人需要，不可或缺，关系到社会各主体的切身利益。因此，要多争取医务人员和市民的意见，让社会各主体参与到基本医疗卫生制度改革方案讨论、设计、执行等一系列过程中，表达各自利益诉求。唯有如此，才能保障基本医疗卫生制度的起点公平。

另外，基本医疗卫生制度是一项长期的系统工程，需要政府领导、各部门协调合作、社会支持、家庭和个人参与才能获得可持续发展。其中，政府是领导者和组织者，应将基本医疗卫生事业纳入经济和社会发展总体规划，纳入政府考核目标；各职能部门应在卫生行政部门的主导下积极协调配合工作，保障各项工作的顺利开展；基本医疗卫生服务提供机构要加强自身建设，提高业务技术水平，履行其职责；各种社会组织都要积极参与和配合，开展宣传教育工作，努力实现各项基本医疗卫生服务指标。

总之，"有为的政府，有效的市场，有机的社会"三者之间的有机融合是我国基本医疗卫生制度改革的治理格局。唯有如此，我们才能实现"民主法治、公平正义、诚信友爱、充满活力、安定有序、人与自然和谐相处的社会"，这将是指导中国医药卫生体制改革和构建和谐社会所不可缺少的。

二　健全基本医疗卫生制度体系

（一）搭建覆盖城乡、布局合理、分工明确的基本医疗服务提供体系，提升公众获得优质医疗服务的可及性

基层医疗卫生服务体系是社会公众获得基本医疗卫生服务的提供主体，保障人人获得基本医疗卫生服务的可及性是基本医疗卫生制度"保基本"的重要基础。基层医疗卫生服务的干预措施要遵循"成本低、效益高"的原则，在保证医疗卫生服务可及性的同时，不断降低医疗保险基金的不合理支出。

1. 完善"以县级医院为龙头、乡镇卫生院为骨干、村卫生室为基础的农村三级医疗卫生服务网络"

明确农村三级医疗卫生服务网络各自职责：村卫生室承担行政村的公共卫生服务及一般疾病的诊疗等工作；乡镇卫生院负责提供公共卫生和常见病、多发病的诊疗等一系列综合服务，并且对村卫生室进行业务管理和技术指导；县级医院主要负责对乡镇卫生院、村卫生室的业务指导和人员培训，对基本医疗服务及危重急症病人的抢救；在此基础上，理顺机构间的转诊机制，强化机构的基本医疗服务职能，满足广大群众需求。重点推进县级公立医院管理体制、补偿机制、人事分配、采购机制、价格机制等综合改革，通过标准化建设和以人才、技术、重点专科为核心的能力建设，大幅度提高县级医院的医疗水平，努力实现大病不出县。

2. 大力发展城市社区卫生服务机构

一是实施社区卫生服务机构建设规划，整合城市现有一、二级医院及社会力量举办的医疗机构等资源，形成以社区卫生服务中心为主体的城市社区卫生服务网络。以社区居民健康为中心导向，开展一般常见病、多发病的初级诊疗服务以及健康教育、预防、保健、康复、计划生育服务；转变社区卫生服务模式，规范服务行为，完善服务功能，提高服务水平，坚持主动服务、上门服务和连续服务，切实承担

起居民"健康守门人"的职责。

二是建立完善公益性导向的公立医院法人治理结构。实行"政事分开、管办分开、医药分开、营利性和非营利性分开",推进体制机制创新,调动医务人员积极性,提高公立医院运行效率,提高社会保障医疗资源配置的效率和公平性。尤其要强化公立医院内部运行机制改革:健全医院考核和激励制度、实行绩效工资制度、推进全员聘任制。

三是建立完善城市医院与城乡基层医疗机构的协作分工机制。通过建立"社区首诊"制度,使基层医疗机构成为公众获得健康服务的门户。要求公众患病后首先接受社区医疗机构的诊断和治疗,若无法做出诊断和治疗,才能通过转诊转往高一层次的医疗机构;通过发展"双向转诊",建立"小病在卫生院、大病进大医院、康复回卫生院"的就医新格局。探索"医联体"的运行模式,发挥资源整体效应。通过大医院对基层医疗机构的对口支援和帮扶的方式,实现资源向基层流动,提高基层医疗机构服务能力和水平。利用价格杠杆作用、降低收费标准、提高报销比例等综合措施,引导一般诊疗下沉到基层。此外,借鉴英国的社区首诊制,建立医疗卫生服务的"守门人制度"。

四是对现有医疗资源进行有效整合。通过制定相应的配套政策,鼓励和引导城市医疗卫生服务向农村转移;通过积极探索县级医疗机构对乡村两级的一体化或集团化管理,实现资源共享,避免重复建设。

(二)多管齐下,完善我国基本药物制度,向公众提供质优价廉的基本药物

以建立基本药物制度为重点,以完善基本药物目录管理为基础,加快药品供应保障体系建设。

1. 保障基本药物目录的科学遴选

建立三级(中央、省、市)调整委员会,负责基本药物目录的调整工作,实现良性互动。在工作中坚持补偿成本、维护质量的原则,更多地考虑药物的临床价值,发挥价格杠杆作用,进行药物经济学评价，对成本效益好的药品，要动态调整到基本药物目录中。其中，中央一级部门负责统筹、监督评价各地的工作；省一级部门负责基本药物目录动态监测，拟定增补目录，限定下级工作小组的工作职责，并定期向中央反馈信息；市一级部门抽查区域内医疗机构基本药物的供应保障情况、督促建立或整合管理系统平台、保障医疗机构药品配给等。

2. 改革药品价格形成机制

推行国家基本药物政府采购，在形成基本药物指导价格时，充分体现市场竞争和供求关系变化，通过引入市场机制，坚持成本定价与效果定价相结合的原则，不断调整政府定价水平。同时要合理确定价格权重，不应把价格作为唯一指标。

3. 探索合理的补偿机制

医疗机构持续有效的运营是保障基本药物制度顺利实施的前提条件。曹欣等认为[1]，应综合考虑各省份的经济发展水平、人口规模等情况，根据基金使用金额确定预拨金额，严格规定使用范围，并对各地补偿办法给予政策指导，规范政策补偿行为。各地应大胆尝试，先在小范围试点，然后逐步推广，并积极探索多渠道补偿机制。

4. 完善监督管理体系

有效的监督和反馈是实现基本药物制度的良性循环的重要保障。在完善监督管理体系时，一是要注重药品遴选环节安全性、时效性、科学性、公开性；二是要注重招标采购和配送环节的透明度；三是要注重使用环节中各级医疗机构配备使用基本药物的最低比例和目录外药品配备使用的最高比例以及医务人员使用基本药物的规范性；四是要注重推进平台建设的一体化进程，完善医疗机构内数字化平台与其他部门平台的接轨；五是要注重绩效考核制度的全面性。

---

[1]　曹欣、张程亮、曹燕等：《我国基本药物制度实施现状分析》，《医学与社会》2015年第2期。

5. 推进基本药物制度的立法保障

健全的法律体系是实施基本药物制度的最大保障，在制定相关的法律法规时，应注意以下几点：一是完善医务人员诊疗规范的法律规定，针对不规范治疗、不正当交易等现象制定具体的法律条款；二是补充基本药物报销的法律规定；三是制定基本药物招标采购环节的法律规定，针对不规范和其他违规行为制定相应的法律条款。

6. 加大对基本药物制度的宣传力度

加大对基本药物制度的宣传力度是制度推进的有效手段。对医护人员进行基本药物制度相关知识的专门培训，使医护人员能够准确地向患者及其家属传达相关知识；协调好卫生系统内部与医保等部门以及系统外部各方之间的工作，争取各方支持。

（三）构建全国统一的基本医疗保险制度，实现公众健康底线公平

随着"人人享有基本医疗卫生服务"目标的确立，建立覆盖全国城乡的基本医疗保险体系已经成为维护公众基本健康权利的重要保障。在未来的医改中，必须打破城乡、所有制等界限，建立一个每一位社会成员都能够公平地享有的、全国统一的基本医疗保险制度。基本医疗保险制度既然是一项公共事务，首先要做到制度公平。基本医疗保险制度公平是一种起点公平，它是卫生服务机会公平的前提。建立覆盖全民的基本医疗保险制度，不仅要满足公众所有社会成员获得医疗保障的机会平等，更重要的是要消除公众身份、收入、地域、户籍等限制，使得不同人群能够满足大致同等的基本医疗卫生服务，实现真正意义上的健康底线公平。一方面，从顶层设计上逐步推进职工医保、居民医保和新农合并轨为统一的基本医疗保险制度。具体实施可以分阶段、有步骤地向前推进。根据体系结构的变化，总体可分成三个阶段。首先，职工医保、居民医保和新农合三种制度框架并行，继续做好扩大覆盖面工作。其次，在制度平稳运行的基础上，探索不同保障制度的衔接和转换。将居民医保和新农合合并为城乡居民医保，与职工医保并存。最后，在实现部分制度的衔接和转换的基础上，建立起开放兼容、保障公平的、全国统一的基本医疗保险制度。在实施过程中，要先稳定城镇医保保障水平，提高农村医保保障水平，条件具备后，逐步实行城镇与农村医保制度的整合，双层体制过渡为单一体制，实现全民基本医疗保险目标。

随着我国城镇化进程的不断推进，城乡人口结构变化迅速，从业人员身份的转换日趋灵活，医疗保障制度的衔接和转换势在必行。当前，我国正在建立一个包括职工医保制度、新农合制度、居民医保制度和对弱势群体的医疗救助制度等在内的多层次、广覆盖的医疗保障体系。目前应积极探索：（1）实行统一的经办管理服务。目前，我国医疗保障体系在管理体制上呈现出的政出多门、多头管理的现象，职工医保制度、居民医保制度由人力资源和社会保障部门管理，新农合制度由卫生部门管理，医疗救助制度由民政部门管理，这带来了管理成本高、效率低的问题。因此，成立专门的领导小组统筹医疗保障制度建设迫在眉睫。只有实行统一的管理服务，才能理顺各利益相关者关系，使医疗保障体系真正做到公平、公正，从而维护最广大群众的利益。（2）建立统一的信息管理系统。当前，由于没有统一的信息管理平台，存在着关系接续不畅、异地就医困难、医保结算不便等问题。将各级信息系统联网，可以方便转接手续，解决各种由于信息不能共享所带来的问题，维护最广大群众的利益。同时，也利于相关部门的信息统计。（3）实现筹资模式和补偿机制的一体化。建立一体化的医疗保障制度，首要任务是要整合三大基本医疗保险制度，实现管理一体化，进而实现筹资模式和补偿机制的一体化。

三　以人、财、信息、法制为有益补充，保障制度可持续发展

（一）建立稳定的公共财政投入机制，为制度运行提供物质支撑

健康公平意味着应该根据居民的支付能力而不是所获得的医疗服务来进行筹资，即穷人或弱势群体应比富人支付更少的费用，同时社

会应存在较高水平的筹资风险分担机制或保险制度。[①] 首先，强化中央政府对地方的一般性转移支付机制。一方面要"按需"进行分配，综合考虑不同地区发展公共卫生事业的需求。对贫困地区和基层医疗机构应适当加大对其财政拨款的直接投入，除了弥补其运行成本之外，更重要的是在投入方式上适当增加直接投入比例，可以由政府直接购买生产要素，直接补偿医务人员收入、基础建设等运行成本，提升基层医务人员工作积极性，稳定基层卫生队伍。当然，为了避免公共财政直接投入转化为医疗费用的飞速上涨，需要制定科学的财政投入总额预算，加强医院预算的科学化和预算执行的规范化。总之，保障政府对基层医疗机构、基本医疗保险制度和基本药物财政投入的可持续增长，是政府实现"人人享有基本医疗卫生服务"制度目标的物质基础。同时，完善以投入产出和成果为目标导向、按工作绩效进行补助的投入体制，以此提高资金效率。此外，强化中央财政的支出责任，中央政府应该积极调整现有的国家财政支出结构，将偏远地区、农村的基本卫生资源建设费用全部纳入预算支出范围，并应建立对农村和社会弱势群体基本医疗卫生经费刚性增长的机制，提升社会弱势群体获得健康保障的可行能力，从而缩小健康水平的地区和人群差异。

（二）完善卫生人才培养和使用制度

基本医疗卫生制度改革立足"人才强卫"，需要完善卫生人才培养和使用制度，尤其是基层卫生人员。基层医疗机构作为社会公众的"健康守门人"，不仅承担着公共卫生防疫、健康教育、保健、计划生育等功能，也负责公众的常见病、多发病及慢性病的治疗。众所周知，社区医疗服务体系和全科医生已经成为应对慢性病的较好方式，其人才水平的高低决定着医疗卫生事业的成败，因此，必须制定与实施基

---

① 张永梅、李放：《城乡基本医疗卫生服务均等化的综合评价——基于两次国家卫生服务调查数据》，《贵州社会科学》2010 年第 5 期。

层医疗卫生人才的培训制度。基层医疗卫生人才培训要抓好两个制度建设：一是住院医师培训制度；二是全科医生培训制度。全科医生的缺乏，已经成为制约基层医疗机构提高服务质量的"瓶颈"，通过培养全科医生，切实为居民提供健康管理服务。

此外，还要建立卫生人才合理的流动机制。我国卫生人力资源分布不平衡，尤其是优秀的医师群体主要集中在大城市的大型公立医院，加大了偏远地区农村的居民就近获得优质医疗服务的难度。现阶段医师数量在短期内还不能满足群众日益增长的健康需求，因而对卫生人力资源的存量调整显得尤为重要。因此，要加快推进医师多点执业制度，逐步取消医师的执业地点和流动限制，促使公立医院转变传统的管理体制，推进医疗市场资源自由流动，最终有效缓解"看病难"问题，使群众真正在医改中获得实惠。

（三）现代信息化手段为"三医联动"提供技术支持

信息化可以使三医实现线上联动，为"三医联动"的统筹部门及时获取三医各项改革进展信息和数据提供了便利；同时，有利于增进三医各主管部门之间信息资源的共享，减少"信息孤岛"困境，增强联动改革的凝聚力。此外，信息化对优化三医各个制度体系也发挥着巨大作用。在医疗上，互联网技术给医疗带来的应该是一场诊疗流程与服务模式的革命，是对原有各医疗服务单元的重构与再造。现代信息化技术可以提供健康教育、医疗信息查询、电子健康档案、疾病风险评估、在线疾病咨询、电子处方、远程会诊、远程治疗和康复，以及健康干预、健康管理、生活指导等多种形式的健康管家式服务，达到有效控制医疗费用、监督医疗服务供方行为。在医保上，实现异地结算和实时结算。借助软件的开发与使用，信息平台完全可以随着统筹层次的提高而扩展。首先实现全省异地就医联网结算，然后逐步组建全国统一的数据库。此外，引入现代信息化技术能更好地助推公立医院改革乃至卫生事业的持续健康发展。公立医院是现阶段我国提供医疗服务的主体，其运营水平的高低直接关系到公众是否能够获得高效、优质的服务。公立医院的医疗资源、服务数量、疾病分布、药品处方行为、检查化验开单行为、服务结果、财务收支、职工收入分配、医保结付等都是重要而基础的信息。通过科学开发医疗、医保、医药一体化信息平台，以完整、准确的信息，为公立医院绩效考评提供参考依据。

（四）完善《基本医疗卫生与健康促进法》，确保政策执行有法可依

健康是一项基本人权，通过卫生立法保障公民的这项权利是世界各国的共同选择。目前，世界卫生组织 192 个成员中，70 多个国家已通过立法保障国民获得基本卫生保健服务，近 70% 的欧洲国家和近50% 的亚洲国家或地区对基本医疗卫生进行相关立法。党的十八届四中全会重申依法治国的重要精神。我国基本医疗卫生制度的建立，应该通过法律形式把宏观的制度框架和宗旨固定下来，在政策具体执行中不断完善。2019 年 12 月，我国颁布了《基本医疗卫生与健康促进法》，这标志着我国基本医疗卫生服务的制度化、规范化，各部门依法行政，各医疗机构依法行医，从而享有基本医疗卫生服务的权利得以保障。

一方面，《基本医疗卫生与健康促进法》充分体现保障我国公民平等地享有健康权的立法宗旨，它的制定和实施体现社会公正原则，政府、社会乃至个人有责任保障每一位公民平等地、不受歧视地享有健康权。具体来说，《基本医疗卫生与健康促进法》立法初衷在于明确公众应当依法享有平等获得基本医疗卫生服务的权利。秦晴等认为，健康获得机会的分配应以需要为导向，而不是取决于社会特权或收入差异[1]；医疗卫生公平性就是要求努力降低社会各类人群之间在健康和医疗卫生服务利用上的不公正和不应有的社会差距，力求使每个社

---

[1]　秦晴等：《〈基本医疗卫生保健法〉立法问题探讨》，《医学与社会》2011 年第 6 期。

会成员均能达到基本生存标准①。另一方面，《基本医疗卫生与健康促进法》体现国家、社会和个人的权利与义务。在基本医疗卫生制度发展过程中，需要明确个人、医疗机构、企业、社会团体和政府各方的权力和利益，每一方都应将坚持权利与义务相结合的法则。政府的权利体现在对基本医疗卫生制度主要利益相关者的监管上，义务体现在政府直接补助和间接性的转移支付手段上；医疗机构的权利体现在得到合理经济补偿上，义务体现在提高服务效率和保证服务质量上；公众个人的权利体现在获得医疗保险和医疗服务的自由平等上，义务体现在根据实际支付能力交纳保险和服务费用上；企业和团体的权利体现在要求医疗机构的服务保质保量上，义务体现在为其雇员和职工交纳部分社会医疗保险费上。通过基本医疗卫生制度的法制化，能够有效获得社会各界和广大公众的认同，使卫生体制改革成为政府乃至全体国民的共同行动，促进了部门间的协调和为改革形成坚实的群众基础，确保了制度推进的有法可依。

第三节　我国基本医疗卫生制度深入改革需要完善的治理结构

一　政府导向

政府作为公共利益的代表，在对国家和社会事务管理中必须坚持以社会公平正义为价值取向，才能使民众通过制度获得合法权益，才能使制度获得广泛认可和支持。

我国基本医疗卫生制度的发展需要坚持政府主导，主要表现在：一是要坚持卫生事业发展的公益性。我国卫生事业是政府实行一定福利政策的社会公益事业②。基本医疗卫生服务作为保障公众基本健康

---

① 刘典恩：《卫生资源分配与医疗公平中的政府责任》，《医学与社会》2007 年第 11 期。
② 韩绥生：《关于公立医院公益性问题的认识与思考》，《中国医院管理》2008 年第 5 期。

权利的必需品，具有公共产品的属性，政府有责任进行制度安排。而党的十七大明确提出：初次分配和再分配都要处理好效率和公平的关系，再分配更加注重公平①。我国的卫生事业主要通过再分配来增进公众的健康福祉，因而，需要政府进行主导，保障公平性、福利性和公益性的实现。二是要实现有限资源的合理配置。由于卫生资源具有有限性，不能完全靠市场调节来实现"人人享有基本医疗卫生服务"的医改目标。三是要强化政府领导力和执行力。我国基本医疗卫生制度的发展需要联动医疗、医药和医保协同改革，因此要建立一个统一、完善的领导组织部门。与此同时，还要健全相应的法规政策，制定高效严密的督察制度，确保各相关部门在"三医联动"改革中形成合力，确保各项改革事项执行到位。

二　整体统筹

基本医疗卫生制度是国家和政府为了实现"人人享有基本医疗卫生服务"目标，通过合理、合法地使用公共权力为每一位社会成员提供公平、及时、优质、有效、可负担的基本医疗卫生服务而做出的制度安排，其涵盖了公共卫生体系、医疗服务体系、基本药物供应保障体系和基本医疗保险体系。其中，医疗、医药和医保三大制度直接关系到公众的看病就医问题。我国的卫生、教育以及住房被认为是影响经济社会发展的"三座大山"，"看病难、看病贵"问题一直为国民所诟病。面对社会转型期日益复杂的社会事务和层出不穷的新问题，基本医疗卫生制度发展需要一个比较系统的改革思路和实施方案。

在改革的理论层面，"三医联动"需要以坚实的理论作为指引。通过引入正义理论、协同理论和制度理论在内的多元理论为基本医疗

---

① 参见《高举中国特色社会主义伟大旗帜　为夺取全面建设小康社会新胜利而奋斗》，《求是》2007年第21期。

卫生制度发展构筑起坚实的价值体系：正义论强调了人人享有基本健康权力的平等，制度安排要始终把"人人公平地享有基本医疗卫生服务"作为一项基本权利付诸实践，也表明了政府"把基本医疗卫生制度作为公共产品向全民提供"的政治立场和政治承诺；协同理论是基本医疗卫生制度要弥合"割裂化"发展的制度缺陷，以整体性和系统性的改革来提升制度整体运行效率。制度理论表明了基本医疗卫生制度功能在于促进健康公平理念不断深化，旧时医药卫生体制的路径依赖是基本医疗卫生制度创新的动因，基本医疗卫生制度的演变历程表现为渐进式制度变迁，基本医疗卫生制度需要平衡利益关系并形成良好的协作秩序。

在改革的操作和技术方面，"三医联动"要以基本医疗卫生制度为依托，以公众普遍反映的"看病难、看病贵"为问题导向，全局性把握改革的难点和重点。自2009年新医改启动以来，政府不断加大对卫生的公共财政投入，医保覆盖到全民，但老百姓"看病难、看病贵"问题仍未得到有效解决。大医院人满为患、基层医疗服务薄弱、双向转诊未形成，基本药物制度改革滞后、公立医院"以药养医"机制难以破除，医疗费用不合理上涨。要想真正实现基本医疗卫生制度"病有所医"和"病有所保"的目标，必须从具体操作和技术层面上转变三医单独改革的局面，推进医疗、医药、医保制度间的相互协同和制衡，尤其要加快相对落后的医疗和医药制度建设，为三医的"联"奠定基础。从整体上把握三医之间内在的联系，促进三医"动"起来：通过建立基本药物制度，规范医疗服务机构合理用药，推进医保服务范围的扩大、保障水平的提升。通过健全基本医疗保险制度，提升医疗质量、控制医疗费用，推动大医院与基层医疗机构上下联动；通过医疗服务体系改革减少医保基金的不合理支出，切断医药间的利益链。在确立"三医联动"的意识形态方向后，还需要整体统筹"三医联动"的具体操作和技术实施。比如，公立医院的补偿机制和分配制度改革，基本医疗保险的付费机制和监督机制，基本药物制度的价格形成机制和在基层医疗机构的运行机制等涉及"三医联动"具体推进的关键机制问题需要整体规划和统筹。只有整体统筹、全局把握基本医疗卫生制度发展价值导向和"三医联动"具体实践操作，才能真正克服旧制度发展的路径依赖，为公众提供公平、及时、有效、优质的基本医疗卫生服务。

尤其值得注意的是，医疗、医药和医保制度是基本医疗卫生制度发展中的三个子系统，它们之间有着紧密的联系。医疗、医药、医保三个子系统相互制约、影响，共同为公众健康服务。同时，三者之间所产生的问题都会通过医疗机构与社会公众的矛盾形式反映出来。公众反映的"看病难、看病贵"问题集中在医疗子系统中，但是其实际内涵则是医疗、医药和医保三者相互作用的结果。"三医联动"的核心思想则是将三医"割裂化"的各项职能转变向一个统筹的方向发展，让每一位社会成员"病有所保"、"病有所医"。

三　利益均衡

联动医疗、医药、医保协同改革推进基本医疗卫生制度建设，必须考虑三医之间的利益制衡，应选取制度整合可行的切入点，减少改革阻力与障碍。医疗领域长期以来都是我国医改的重点和难点，其中涉及太多的利益相关主体，包括医疗机构、医疗保险机构、医药生产和流通企业、政府以及患者，且固有的医疗服务体系在长期的制度变迁中已经形成了固有的路径依赖，致使改革的阻力较大。然而，协调医、药、保、患四方之间的利益是"三医联动"的突破口，四大主体之间相互关联又彼此牵制，在其利益博弈的过程中寻求均衡①。在当前的卫生领域，医、药、保、患四方在根本利益一致的基础上，患者居于整个系统的核心，形成了现实经济利益相互冲突的利益格局。这

---

① 马蔚姝、张再生：《基于利益制衡的三医联动系统良性循环模型构建》，《西安电子科技大学学报》（社会科学版）2010 年第 1 期。

种格局一方面有利于提高卫生事业的整体运行效率；另一方面也引发了种种矛盾和冲突。每个利益相关者的利益机制和制约因素又是不同的，这也需要所有参与者相互协商，寻求一个平衡点。卫生正义作为平衡利益关系的基本原则，包括两个方面：一是获得基本医疗卫生服务的机会均等；二是享受基本医疗卫生服务的公平性。机会均等是享受平等的前提，是在基本医疗卫生制度发展中应考虑的重点。其中，基本医疗保险制度改革正是作为保障公众获得健康权利机会平等的制度安排，其在筹集、开发、配置和利用卫生资源过程中应妥善处理医、药、保、患之间的利益关系。我国现行基本医疗保险制度实行的是社会统筹与个人账户相结合、费用分担、医疗服务竞争、付费方式以及社会化管理等运行机制。在基本医疗保险制度实施过程中，医院承担着提供医疗服务和控制医疗费用的双重任务。由于医疗领域具有信息不对称的天然属性，医疗服务过程具有供方主导性，针对支付制度在医疗服务提供、费用控制和医疗质量等方面有明显的约束和调节作用，供方支付方式选择的难度远远高于需方支付方式。可以通过医保机构与医疗机构签订契约的市场方式来购买医疗服务，让公众自主择医，打破供方的主导地位，加大对供方的约束力度，使得医疗机构形成不断提升医疗服务质量和效率来吸引更多患者的内生动力，最终形成医、药、保、患之间利益均衡的格局。

"三医联动"成败与否的关键在于医疗、医药和医保部门之间"结构"的治理，权力、责任和利益在医疗、医药、医保和社会公众之间的分配和相互间的关系将最终决定结构治理的效果①。自我国医疗保障制度发展成熟以来，医患之间供需矛盾逐步转变为医—患—保三角关系。由于医药之间存在着天然的联系，因此，我国基本医疗卫生制度存在着医—患—保—药的利益关系。从缩小城乡健康保障水平差距出发，我国目前主要以政府加大投入医保投入为重点，间接带动

① 胡善联：《"三医联动改革"中的集团利益分析》，《卫生经济研究》2002年第11期。

医疗和医药协同改革，从而缓解已有利益集团的阻碍。"三医联动"强调权利的一致性和利益的公平性，即保障利益均衡。换言之，"三医联动"在根本上涉及一种社会利益的分配关系，主要是指社会各方面、各阶层的利益得到妥善协调，实现社会各成员权利、义务的平等和利益分配、发展机会的均等。

四　渐进改革

渐进改革是减少决策失误的一条有效途径，中国医疗改革的一条重要经验就是"摸着石头过河"，即在实践过程中不断设定、不断修正、不断完善医疗发展的目标或方向的过程[①]。路径依赖观点认为：任何制度都有其内在的规律性和技术的局限性，脱离它们谈制度的变革是不现实的。现有的医疗卫生体制是随着社会经济发展而逐步形成的，与我国经济社会整体发展存在着内在的逻辑关系，因此，改革框架的设计和具体步骤的实施都不能脱离现有的体制。这是我们探索新的改革路径的一个前提条件。在此基础之上，我们认为，基本医疗卫生制度的发展应当选择渐进式的改革路径。20 世纪 90 年代以来，由于制度本身和制度环境的复杂性，渐进式改革成为世界各国卫生体制改革普遍采用的制度推进首选方略。从学理层面看，渐进式改革突出各社会利益集团之间的利益均衡和利益补偿，有助于社会多元利益主体在整个制度变迁过程中基本达到其福利的帕累托最佳状态。一旦出现问题更容易及时纠正，大大减少了改革最终失败的机会成本。故此，构建我国基本医疗卫生制度、推进"三医联动"改革，应该坚持渐进式改革路径，在改革进程中不断修正和弥补制度缺失。

鉴于卫生资源的有限性和健康需要的无限性之间的矛盾，卫生事业发展的策略必须优先实现能够高效促进公众健康的基本医疗卫生服

---

① 钟裕民：《1949 年以来中国医改决策的基本历程及其评价》，《天府新论》2011 年第 19 期。

务，优先发展为公众提供初级诊疗服务的基层医疗机构。在此基础上，逐步扩大保障内容，提高保障水平，进一步改善人民群众健康水平。我国基本医疗卫生制度是初级卫生保健制度的延续和发展，优先保障公众基本医疗卫生服务需求。但是，这并不意味着其一直处于低水平的健康保障和服务提供。随着经济社会发展水平及城乡居民的健康状况、收入状况的变动，基本医疗卫生服务水平会出现空间性、时间性、阶段性的差别，因而，基本医疗卫生制度是一种阶梯式渐进推进过程的制度安排。我国基本国情决定了基本医疗卫生制度体系不可能在短期内实现人人均等地获得基本医疗卫生服务。基于我国近些年城镇化进程的不断推进，而二元经济社会局面短期内仍将存在的客观实际，首先要解决基本健康保障安全网的问题，也就是建立基本医疗保险制度，解决全体公民获得健康保障的机会平等问题。社会弱势群体的健康保障问题，渐进性地缩小城市和农村间的基本健康保障待遇差距，促进制度在城乡地域间的平衡、协调发展。同时以卫生正义为方向循序渐进地调整制度设计与实施方案，逐步破除城乡户籍限制，因地制宜地协同区域内"三医联动"，并健全三医制度间的科学化衔接机制，保障基本医疗卫生制度的公平性、可及性和可负担性，为最终实现覆盖城乡全体居民的基本医疗卫生制度减轻阻力。也就是说，应该在承认差异性的基础上通过适当地、有步骤地推动医疗、医药和医保之间的联动改革，通过制度体系各要素的不断完善，推动各制度步调的一致性，加强各要素之间的协同作用，最终实现整个制度发挥 $1+1>2$ 的功效。如此循环反复，通过制度协同增强基本医疗卫生制度对全民健康覆盖的保障水平，实现制度覆盖从绝大多数人到全民社会成员，制度水平从保障最基本的医疗卫生需求到多元化的健康需求等更大范围和更深层次的协调和统一，保证医疗保险制度的可持续性。应承认目前"分割化"的制度发展是推进我国基本医疗卫生制度改革的起步阶段，最终目标是通过优化制度的结构与功能，提升制度运行整体效率来保障社会的公平与正义。"三医联动"是首先按照这种渐进式的改革妥善处理了既得利益者的关切，有效地减轻了改革的阻力，减少了失误，从而保证中国卫生体制改革的有序推进。

第一阶段——"病有所保"：鉴于机会公平是过程公平的前提，我国的医保制度改革相较于医疗与医药改革，起步较早，发展也较快。自1998年职工医保建立后，相继建起了新农合和居民医保。自2009年新医改实施以来，我国探索职工医保、居民医保和新农合制度之间有效衔接路径。截至2011年，我国的三大医保制度已经覆盖了超过95%的全国人口，全民基本医疗保险制度的制度框架已经初步形成。"十二五"规划以来，我国通过建立统筹城乡发展一体化的医保管理体制、提高统筹层次等手段逐步缩小三大保险制度间的差距，通过整合走向保障水平同质化的全民医保。

第二阶段——医保带动医疗和医药，推进"病有所医"：完善医疗服务体系和药品供应保障体系，消解"看病难、看病贵"问题，实现"病有所医"和"病有所保"。医疗是医保最终的服务载体，医保制度效果最终需要通过医疗改革得以体现。然而，现阶段的医疗费用不断上涨，公众个人卫生经费支出仍然占卫生总费用的很大比重且逐年上升，群众反映的"看病难"问题依然严重，医保改革成效得不到体现。如前文所述，由于当前我国医疗服务体系仍然不健全，基层医疗机构服务能力不足、基本药物供应不足、公立医院公益性淡化，在我国基本药物价格形成机制紊乱、医疗机构补偿机制不到位和以药养医逐利机制下，医疗行为中的不合理用药和过度医疗致使医疗费用过快上涨，最终不仅浪费了医保基金，也加重了公众看病就医的经济负担；同时，我国医疗服务体系在基层和医院之间的转诊分流机制尚未形成，导致基层资源被闲置，也加重了公众的就医成本。因此，通过医保带动医疗和医药，推进"病有所医"是第二阶段改革的重点。首先，政府继续加大医保投入，提升医保的保障能力，同时促进第三方付费机制改革，强化医保对医疗第三方监督的力量，强化对医疗机构（尤其是公立医院）医疗费用控制和服务质量提升的双向作用。其次，推进医疗机构（尤其是公立医院）向法人治理体制和公益性运行机制转变，取消补偿机制，理顺补偿机制。在医保支付制度变革和政府强制取消"以药补医"的运营机制后，医疗机构只有通过不断提高医疗服务质量和效率才能获取更多的业务收入，从而实现从"以药养医"向"以技养医"的转变。在医保支付制度的引导下，医疗机构自然改变旧有的逐利机制的路径锁定，转向以提升医疗服务质量为中心的运营机制，进而也切断了医药间的利益链，迫使药品生产企业通过生产质优价廉的药品来获取市场占有率，最终药品生产流通走向正常的竞争渠道，又反向降低了医疗费用，提升了医保基金保障能力，最终解决公众"看病难、看病贵"问题。

第三阶段——打造"健康中国"：强化公共卫生对疾病预防控制的作用，改进社会公众健康生活方式。通过公共卫生与医疗、医药、医保的相互促进，建立"防治结合"的国民健康保障体系，实现"以最少投入产出最多健康效益"的"健康中国梦"。

第四节　以制度优势的明确性来保证卫生公正的框架建构

一　"人人享有基本医疗卫生服务"需要明晰政府职责

为了实现"人人享有基本医疗卫生服务"目标，保证每一位社会成员公平享有安全、有效、方便、廉价的基本医疗卫生服务是政府义不容辞的责任。为了适应当前基本医疗卫生制度改革需要，政府需要明确自身在公共筹资、制度安排、区域卫生规划、监管责任以及立法责任五方面的责任。

（一）公共筹资

郑大喜认为，政府保证新医改政策目标的实现，就是要弥补市场不能承担或者不愿意承担的基本卫生保健的供给，而公共筹资（包括税收和社会保险基金）是实现这一政策目标的重要手段①。一个社会的公民能否平等地获得基本医疗卫生服务，筹资政策起到决定性作用。我国卫生费用筹资主要来源是政府、社会和个人三方的卫生支出，其中，政府是卫生筹资的主体。卫生筹资的目标就是要保证卫生事业有足够的资金可供使用，并保证资源能够有效地分给不同类型的医疗卫生服务提供者。在维护基本医疗卫生制度底线公平的过程中，政府的责任主要体现在提高部分人群的筹资能力，使他们能够不因经济状况而被排斥于制度之外，尤其是对于残疾、失业、低保等极度弱势人群，政府在制度推进中要承担起公共筹资的责任。政府是卫生经费投入的主体，在当前卫生总费用筹资构成严重失调的情况下，应逐步从制度上明确政府及各方的筹资责任。根据相关文献研究，和中国经济发展现状，适宜的政府、社会与个人的筹资比例应为 4：3：3，也就是政府要占筹资总额的 40%。张毓辉等指出②，在政策和措施的制定和实施过程中，要发挥政府投入对资金的调节和引导作用，引导资源向公共卫生领域和农村倾斜，特别是向贫困地区和贫困人群倾斜，提高政府卫生支出的公平性和目标效率。

（二）制度安排

福尔克认为，社会发展的目标是通过政治和经济制度的变革，借助全面的、综合的社会服务，满足人类需要、促进其潜能的实现③。制度经济学认为：好的制度安排可以降低交易成本，减少因外部性和不确定性给"经济人"提供的激励和约束的程度。④ 制度是事业发展

---

① 郑大喜：《从阿马蒂亚·森的自由发展观看政府保障居民健康权利的责任》，《中国卫生政策研究》2010 年第 2 期。

② 张毓辉、赵郁馨、万泉等：《政府卫生补助分配公平性研究——受益归属分析》，《中国卫生经济》2003 年第 12 期。

③ 转引自彭华民等《西方社会福利理论前沿：论国家、社会、体制与政策》，中国社会出版社 2009 年版，第 43 页。

④ 汪志强：《冲突与回应：我国基本医疗卫生制度的优化研究》，《湖北行政学院学报》（哲学社会科学版）2010 年第 6 期。

的根本，更具有全局性、基础性和长远性。新医改提出，坚持把基本医疗卫生制度作为公共产品向全民提供，这是重大的理念和制度创新。李斌指出①，当前，医改进入新阶段，需要从打好基础向提升质量、从形成框架向制度建设、从试点探索向全面推进转变，这就要求在深化医改中，必须进一步解放思想，大胆探索，不断推进理念创新、制度创新、管理创新和发展模式创新，逐步建立符合国情、惠及全民的基本医疗卫生制度。

（三）区域卫生规划

首先，综合衡量区域卫生资源配置、利用和卫生需要，改变区域和城乡间卫生资源配置结构。其次，对于卫生资源短缺的地区，通过财政专项转移支付制度，增加卫生投入，促进卫生资源配置平衡。再次，对原有的存量卫生资源进行制度化调整，改变配置不合理的现状。最后，对于卫生资源已经供大于求的地区，要控制资源增长的总量，发挥好存量资源的效益，应用市场机制，引导卫生资源向城市社区、农村等薄弱领域流动，保证基层地区的基本医疗卫生服务。另外，要依据社会经济发展状况、卫生资源综合效益、人民群众卫生服务需要和国民健康期望等因素，公平合理地配置卫生资源。

（四）监管责任

良好的监管体系是各项建设能够顺利开展的制度保障。深化政府卫生行政管理体制改革，要求政府着重围绕构建责任政府、服务政府、法治政府展开。首先，完善监管内容。一是建立多层次的监管体系，确保医、患、保三方的合法利益；二是对医疗机构来说，要建立严格的行业准入制度，防止供方过度诱导需求；三是对于患者来说，要防止患者与医疗机构合谋骗取社保基金。其次，明确监管主体。通过建立机构合理、执法有力、办事高效的卫生监督体制来解决由于多头管理带来的问题。再次，强化监管工具。将奖惩措施提升到规定的法律

---

① 李斌：《深化医药卫生体制改革》，《求是》2013 年第 12 期。

层次，逐步实现制度化。最后，健全评价机制。通过强化问责制，加强政府责任意识、促进相关政策落实、适时进行政策调整，以适合民众需要。

（五）立法责任

法治社会通过对公共权力的授予和控制，实现对公民人权和基本自由的保障。而政府在基本医疗卫生制度改革中的作用主要表现在社会主义市场经济环境下重视建制立法，规范市场行为，使得政府、医疗机构和公众从理念到行为、从目标到措施都必须严格依法进行，利用法律的力量为基本医疗卫生服务供给保驾护航，做到制度建设有章可循、有法可依。其中，政府应率先承担起基本医疗卫生立法责任。政府应当通过制定相应法律法规，将保障公民健康权利赋予法律效力，从法律层面明确卫生事业性质、卫生基本制度、公民健康权利、政府卫生投入等重大问题，通过宏观、科学的顶层设计为未来卫生领域的重大改革和发展指明方向并做出制度安排。其实，在某种程度上，立法形式的实质是明确强调了政府在保障公众基本医疗卫生服务方面的义务，指出国家保障公民公平享有基本医疗卫生服务，构建公平、可及、方便、高效的卫生服务体系，明晰各类医疗机构的功能定位，以及在基本医疗卫生制度方面明确政府要承担的责任。

总而言之，要按照"人人享有基本医疗卫生服务"的要求，强化政府责任，加大政府投入，加强政府监管，确保医疗卫生服务利用的社会公平性。并从投资卫生进一步提升为投资人民健康，完成从传统的医疗保障模式到现代健康保障模式的跨越。

二　协同医疗、医药、医保联动改革需要行政管理体制改革到位

当前，我国医药卫生的行政管理体制存在职能分散、效率不高、成本较大等诸多问题，与国际上流行的大部门制仍有明显距离。因此，要在横向和纵向两方面健全统一效能的行政管理体制，保障基本医疗卫生制度高效运行。

首先，要遵循分级和属地化管理原则，形成国家、省、市及区（县）四级组织管理架构，明确各级政府承担的任务和职责。强化政府在基本医疗卫生制度上的责任，建立各级政府间规范的责任分担和资金投入机制。根据财力和事权相对应的原则，合理划分中央和各级地方财政职责，健全卫生投入机制。根据卫生公共产品效用外溢范围的大小，来划分卫生事权，确定由哪一级政府来负责提供和筹资。中央政府承担有关全国居民健康的重大医疗问题，以及特定问题、地区、人群的基本医疗开支。省级政府依据经济发展水平的不同承担不同比例的基本医疗费用以及地方病预防、公众营养服务、本地区基本医疗机构日常运行经费和人员工资等。县级政府主要承担本地区范围内的疾病防控、社区卫生服务、初级卫生保健，对常见病和多发病提供基本的诊疗保障，对经济贫困群体进行医疗救助。

其次，各级政府设立专门的"三医联动"独立指挥部门，对制度推进实行专门管理。依据湖南频道的报道，湖南省政协委员、省人民医院副院长向华指出，由政府部门牵头成立"三医联动联系会议机制"，负责组织和协同"三医联动"改革事务，确定每年召开"三医联动"联系会议，并设"三医联动"联系办公室，管理医疗、医药、医保相关部门是联系会议的成员单位，由医疗、医药、医保管理的单位以及专家群体等作为会议成员。联系会议形成的方案和意见由人大、政协组成监督部门监督落实。[①]

最后，明确各相关部门的职责，建立协调沟通管理机制，协同发改委、卫生、财政、医保及食药监等部门明确各自职责事项。

三　提升制度运行效率需要"三医联动"机制的优化跟进

医疗、医药和医保各子系统发挥其功能所必需的基本机制和子系

---

① 《陈肇雄参加湖南省政协联组讨论　为改革发展出实招谋良策》，湖南频道，https：//hn. rednet. cn/c/2015/01/29/4078160. htm，2021年7月5日。

统之间的联动机制，使三医系统能够协调、一致地运行和发展①。"三
医联动"机制的优化跟进是转变过去我国基本医疗卫生制度发展由于
缺乏整体性和协同性所导致的医疗、医药和医保分割化改革的重要路
径选择，有助于提升制度整体运行效率。我国基本医疗卫生制度是一
项巨大复杂的社会工程。在顶层设计上，不仅关系到政府、市场和社
会之间的权责利的界定和划分，还涉及"公平与效率"价值立场的选
择；在制度安排上，涉及医疗卫生经费的补偿方式、医疗卫生服务的
提供、医疗卫生费用的支付方式、医疗过程和药品采购、供应环节中
的监管，这需要从整体上把握基本医疗卫生制度发展的规律，以"三
医联动"机制的优化来提升制度整体运行效率（图5-1）。党的十八
大报告强调，要重点推进医疗保障、医疗服务、公共卫生、药品供应、
监管体制综合改革，完善国民健康政策，为群众提供安全、有效、方
便、价廉的公共卫生和基本医疗服务。只有优化基本医疗卫生供给的
联动机制，才能最终保障人人公平地获得可及、有效、优质、低廉的
基本医疗卫生服务。

（一）医保与医疗的联动机制

医疗保险涉及医、保、患三方关系，医方和保方都是为参保人
（即社会公众）服务的。因此，基本医疗卫生制度改革主要包括两个
方面，即医疗保险体系和医疗服务体系②。在"保基本"目标指引下，
医保与医疗联动的重心要落在"强基层"上，所以建立上下联动的医
疗服务体系变得至关重要，这就要求城市大医院要更多地支持基层医
疗机构的工作，形成首诊在社区、双向转诊的良性互动局面，建立一
个合理的分层医疗的格局，优化医疗资源的配置。不仅如此，公立医
院作为当前我国医疗服务提供的主体，推进公立医院回归公益性，抑
制过度医疗，控制医疗费用也是制度改革的重点。鉴于社会资本的注

---

① 张立军：《三医联动改革总体设计研究》，博士学位论文，同济大学，2008年。
② 仇雨临：《全民医保公共服务体系建设构想》，《中国医疗保险》2012年第7期。

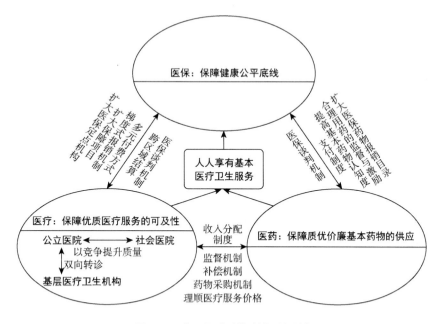

图 5 - 1　"三医联动"的机制设计

入有利于推动公立医院提升医疗服务效率和质量，鼓励社会资本办医也应该成为推进公立医院改革的重点。以上建议的实现需要以医保带动医疗改革联动机制的有效供给。

（1）推进付费方式改革，以多种支付方式优化组合，发挥控制医疗费用和提升服务质量的双重作用。支付制度是医疗保险制度中利用卫生经济学理论（经济杠杆）来促进资源的公平利用，直接关系着医疗保险分担和抵御风险的功能发挥。郑大喜指出[①]，支付制度也决定了医疗保险在医疗服务的供方、需方和医疗卫生费用支付方的政策导向关系。完善支付制度既能把医疗费用的增长控制在合理的范围内，又能激励定点医疗机构提高服务效率，促使医疗保险与医疗服务健康协调地发展。目前，国际上主要有 5 种支付方式：①按服务项目付费

[①]　郑大喜：《医疗保险费用支付方式的比较及其选择》，《中国初级卫生保健》2005 年第 6 期。

制：病人在接受医疗服务时，按服务项目的价格计算费用，所偿付费用的数额取决于各服务项目的价格和实际服务量；②按人头付费：医疗保险机构根据医院提供服务的被保险人的总人数，定期向医院支付一笔固定费用；③总额预算付费制（Global Budget）：由保险机构根据与医院协商确定的年度预算总额进行支付；④按疾病诊断相关分组（Diagnosis Related Groups，DRGs）付费制：吴胤歆指出，主要适用于住院支付，依据住院患者的诊断、手术或处理、年龄、性别、有无合并症或并发症以及出院状况等条件及临床特征，分成不同的群组，按照不同分组医疗资源的使用情况，给予最恰当的 DRGs 标准支付定额，由此决定该患者的住院费用；[①] ⑤按服务单元付费（Flat Rate）：即保险机构按预先确定的住院床日费用标准支付住院病人每日的费用，这是预付制和后付制相结合的一种方法。

以上不同的费用支付方式具有各自的优点和缺陷（如表 5 - 1），直接涉及医疗保险各主体的经济利益关系，反映不同的保障程度，而且影响着医疗保险各方的行为，导致不同的经济效果和资源流向。

表 5 - 1　　　　　　　　　　不同费用支付方式比较

支付种类	优点	缺点
按服务项目付费制	1. 比较直观、操作简便以及适用范围较广； 2. 病人选择余地较大，需求容易得到满足； 3. 有利于调动服务提供者的积极性	1. 引发"道德失范"； 2. 促使诱导需求，引发过度医疗； 3. 导致医疗费用过快增长
按人头付费	有效控制医疗费用	为节省费用而减少必要的服务提供或降低服务质量

---

① 吴胤歆：《台湾地区 DRGs 实施现状及支付规则的经验与启示》，《中华医院管理杂志》2013 年第 3 期。

续表

支付种类	优点	缺点
总额预算付费制	1. 费用结算简单； 2. 强化了医疗服务供方控制费用意识； 3. 降低医疗保险机构管理成本，降低费用风险	1. 难以准确制定预算标准；预算过高，将导致医疗服务供给不合理增高；预算偏低，将影响医疗服务提供者和被保险人的经济利益； 2. 医疗服务供方抑制需方的合理医疗需求，减少医疗服务供给； 3. 阻碍医疗服务技术的更新与发展； 4. 影响医疗服务提供者的积极性，导致医疗服务数量减少、服务强度和质量下降
按 DRGs 付费制	1. 强化了医疗保险机构对医疗机构的干预：制定预付标准控制支出，并借助预算约束提供者分担经济风险； 2. 改变粗放式的平均单病人费用控制，提高经济效益； 3. 保证了医疗保险机构对医疗机构的监管； 4. 客观上促使医院主动规范医务人员的医疗行为，增强成本和费用意识，提高服务质量； 5. 促进医疗服务的标准化； 6. 促使医疗机构内部之间的医疗价格竞争； 7. 增强患者的知情权和自主选择权	1. 由于现行疾病分类尚不完善，容易引起医、患、保三方的利益纠纷； 2. 医院可能采取拒绝重症患者、减少必要检查治疗、降低服务质量等来减少费用支出； 3. 管理成本较高，测算各种疾病的费用巨大以及需要完善的信息系统
按服务单元付费	能够鼓励医院或医生降低每住院床日和每门诊人次成本，提高工作效率	1. 可能导致医院通过诱导需求和分解服务人次、分解处方以及延长住院时间来增加收入； 2. 医疗机构还可能出现拒收危重病人、降低服务水平的现象

从国际付费方式改革趋势来看，各国医疗保险支付机制起源于单一的支付方式，逐渐走向多元化支付方式组合、配套的多元化混合支付方式[1]。我国医疗机构目前是以服务项目为基础的收费方式，是医

---

① 郑大喜：《医疗保险费用支付方式的比较及其选择》，《中国初级卫生保健》2005 年第6 期。

疗费用上升的主要原因。借鉴国外经验，医疗保险制度可以以总额预付制为基础，建立预付制与后付制相结合的费用补偿机制，引导医疗机构调整其利益导向，使医院在能够生存的前提下，注重成本效益，以技术、服务和品牌塑造医院诚信形象，使医院与公众利益相一致。通过采取总额预付制与后付制相结合，加快完善项目收费制。

当前，DRGs 已成为大多数先进国家控制医疗费用的主流支付制度。2017 年《"十三五"深化医药卫生体制改革规划》中重点指出"鼓励实行按疾病诊断相关分组（DRGs）付费方式"①。DRGs 支付制度改革将促进医院改变传统的运行机制和服务模式，主动控制成本和关注医疗质量，推动医院管理转型升级。我国台湾地区早在 2010 年 1 月就在全岛医院推行 Tw-DRGs，经过多年的理论和实践探索，已经形成了较为成熟的模式和路径，积累了不少经验。且台湾的"全民健保"制度发展水准与国际接轨，故对我国台湾地区 DRGs 个案管理（Case Management）的实证考察，能够为 DRGs 在我国大陆医院的成功试点乃至全面推广提供参考。课题组于 2017 年 9 月前往我国台湾地区某医学中心进行了为期 3 个月的学习与交流，通过与当地健康保险部门领导、高校 DRGs 研究专家，尤其是医院 DRGs 个案管理相关部门的负责人和业务员、医护人员等多阶段的访谈和交流，现结合个案管理相关概念对我国台湾地区 DRGs 个案管理经验进行总结。

我国台湾地区所推行的 Tw-DRGs 是在美国 DRGs 基础上进行本土化改革后形成的。这种基于成本的结算模式迫使医院转变既往增加产出获得利润的方式，通过加强医疗质量管理进行成本控制，缩短平均住院日、降低无价值的医疗资源消耗，进而抑制医疗费用不合理增长。为了兼顾成本和质量，缓解医保支付压力，医院以及医护人员不得不在有限费用的约束下为患者提供最适宜的诊疗服务，DRGs 个案管理

---

① 仇雨临：《医保支付发挥作用与否取决于供给侧改革的落实》，《中国医疗保险》2017年第 11 期。

正是在这样的条件和环境下形成的。DRGs 个案管理具体工作的展开需要标准化临床路径、信息化建设以及专业人才团队建设等的协同推进。调研医院为了应对 Tw-DRGs 的挑战，自 2005 年在全院实施了 DRGs 个案管理，在 DRGs 病种限费环境下，推行临床路径，联动临床科室和职能科室，强化病种成本核算，与医保部门支付限额进行对比分析，实行病种绩效激励考核制度，结余激励，超支处罚，同时开展严格的质量评估考核。实施 1 年后，患者平均住院天数、实际医疗点数均有所下降，患者不必要的检查和用药有所减少，患者满意度大幅提升。

个案管理的概念最早于 1970 年由保险公司提出[①]，是以个案为中心，集健康评估、计划、实施照护、协调与监测等于一体的管理性照护[②]。美国 DRGs 实施后，开始推行具有评估、计划、服务、协调及监控等功能的个案管理[③]。我国台湾地区于 20 世纪 90 年代末也因医保系统转型、医疗成本意识提高，各大医院均面对经营压力而积极发展个案管理[④]。DRGs 个案管理是由个案管理师、疾病分类师、医保申报员等专业人员为核心行动者，以降低住院患者的医疗成本并兼顾其医疗品质为目标和结果导向，对住院患者进行分类管理，针对符合 DRGs 支付条件的个案充分协调院内各种管理资源和要素，通过入院前、院中、出院后的辨识、锁定以及调整等一系列环节，为个案提供在合理的住院天数内符合其医疗需求的全过程、无缝隙、实时性的照护（见图 5－2）。

我国台湾地区 DRGs 个案管理组织架构的演示如下：其一，DRGs

---

① 陈惠璇、刘翠青、陈伟菊：《台湾医院肿瘤个案管理现状及其启示》，《护士进修杂志》2017 年第 5 期。

② 宋意、龚敏、佘晓佳：《个案管理的基本概念与应用》，《中国护理管理》2011 年第 12 期。

③ Matarelli, S. A., The Impact of the Rehabilitation Prospective Payment System on Case Management, *Case Manager*, 2001, 12 (2)：53 – 56.

④ 张玉枝、邱台生、刘晓梅等：《个案管理模式之建立与评价》，（台湾）《荣总护理》1995 年第 4 期。

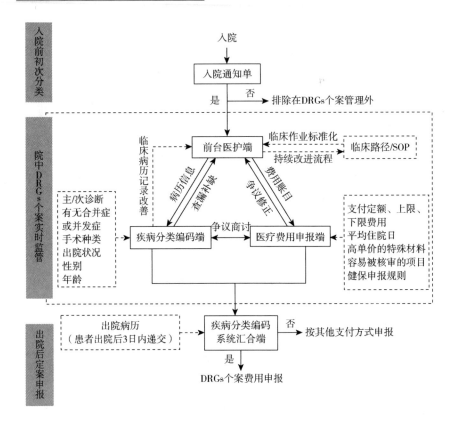

图 5 – 2　我国台湾某医学中心 DRGs 个案管理流程

推动小组：调研医院于 2005 年 4 月成立 DRGs 推动小组，统筹全院 DRGs 事务，由医疗副院长作为主席，主要由各临床专科、护理、经营管理（绩效单位）、制度部门、信息管理部门、医疗事务处（医事、病历）组成，目的是为患者提供从入院到出院最适宜的诊疗流程，并兼顾医疗品质与成本的治疗模式。其主要职责包括：①协助医院：提升医院的病例组合指数（Case Mix Index，CMI）（CMI 是国际上评判医疗服务技术难度的重要指标①），管控医疗品质并使医疗费用控制在

---

　　①　焦建军、王妍艳：《病例组合指数对基于 DRGs 管理临床科室平均住院日的影响》，《中华医院管理杂志》2017 年第 1 期。

定额之内，制定并推行临床路径；②实时提醒医生：提醒医生个案医疗费用以及住院天数状况，选择主次诊断与主次处置，协助加强院内病历书写完整性，协助医生整理 DRGs 相关资料并进行统计及分析；③与医护行政沟通：与疾病分类编码人员（以下简称"疾分人员"）讨论编码上的差异，与费用申报人员进行 DRGs 异常费用分析；④维持住院患者的医疗品质。DRGs 推动小组每 2 个月召开一次例会，围绕策略研议、教育训练安排、成效指标设立及异常检讨与改善等进行科室会议和个案讨论。

其二，前台医护端：前台医护端主要是由具有护理背景的个案管理师来充当临床医生、疾分人员、申报人员之间沟通的桥梁。Tw-DRGs 实施当年即设立了 DRGs 个案管理师专职岗位，聘用资深护理师担任临床病历记录专员，主要包含以下工作任务：①负责建立电子病历；②记录与审查 DRGs 个案的病历，监管 DRGs 个案的住院天数和医疗费用，追踪 DRGs 异常个案；③与各科部间的团队成员沟通；④提醒主治医师书写中遗漏的重要次诊断、合并症或并发症（CC），使其诊断关联群正确地分派于权重较高的群组。此外，个案管理师配合临床医生一起开展临床作业标准化，选择临床路径明确、并发症或合并症少、诊疗技术成熟、质量可控且费用稳定的常见病、多发病进行试点，持续改进临床业务流程。

其三，疾病分类编码端：调研医院的医疗事务处下设病历科室，主要负责疾病分类编码工作，涵盖电子病历、DRGs、ICD—10（国际疾病分类第 10 版）、病历品质改善等事项，根据住院患者的主/次诊断、有无合并症或并发症、手术种类、出院状况、性别以及年龄等信息进行病历资料的分组和编码。其从业人员一般具备医务管理或护理的专业背景，并持疾病分类师的证照。疾病分类师证照分为疾病分类员、疾病分类师、高阶疾病分类师，地区医院最好有疾病分类员资格证，区域医院最好有疾病分类师及以上资格证。疾分人员根据病历记录，去回溯哪些诊断错了、多了或少了，与前台的医生或护士沟通。通过入院前和住院中的病历管理，医生和疾分人员的协力沟通和修正，患者出院后的病历资料最终会呈现得比较完整和正确。

其四，医疗费用申报端：调研医院的医疗事务处下设医疗费用申报科室，主要对属于 DRGs 申报范围个案的医疗利用、平均住院日、总医疗费用，病房费、检查费、麻醉费、治疗处置费、手术费、检查费、特殊材料费、药费等在内的医疗费用明细进行核对、审查，并对被台湾健康保险部门核扣、有争议的账目部分向健康保险部门申请复议，这一过程需要与疾病分类编码端对接来解决问题，并申请专科医生意见协力进行修正再回复健康保险部门。Tw-DRGs 支付制度是以主诊断码与处置码等进行分类，包含当次住院依支付标准及药价基准所定各项医疗服务费用，是一种定额包干支付方式，支付条件又可分为下限支付、定额支付及上限支付 3 个条件：医院申报未达下限支付者，健康保险部门将实报实销；超过上限者，则超出部分会被打折；至于在上、下区间者，则采取定额支付。DRGs 申报前后的报表在系统中与疾病分类编码端共享，以便及时查对和探讨。

其五，疾病分类编码系统汇合端：该端口实质是医院后台疾病分类编码端和医疗费用申报端进行对接和交互的信息系统。当案件处于院中 DRGs 个案管理阶段时，疾病分类编码端和医疗费用申报端各自对住院患者病历进行管理；当患者处于出院状态时，这两个端口的作业内容通过信息系统进行匹配，将疾病分类编码与医疗账目费用进行核对，最终形成 DRGs 个案申报材料，等待上传给健康保险部门审核。

我国台湾地区 DRGs 个案管理运作流程的演示如下：首先，辨识：前台医护端依据患者主治医生开具的入院通知单对住院患者进行初次分类。当患者收住院后，DRGs 后台信息系统会根据主治医生的诊断和预期手术形成的诊断书，来判断该患者是否属于 DRGs 个案，如若是，前台医护端的个案管理师在收到该患者的入院通知单后，将该患者的基本资料转录到 DRGs 个案管理系统。目前调研医院有 50 多种临床路径供临床使用，后台会根据患者每一阶段的手术处置信息来重新配对 DRGs 个案。DRGs 是以住院患者的诊断、手术或处置、年龄、性别、有无合并症或并发症及出院状况等条件，考量医疗资源耗用情况，将住院患者分为不同群组并事前订定支付权重。除特殊个案外，原则上同一群组个案使用相同的支付权重。依据《Tw-DRGs 支付通则 4.0 版》，下列案件被排除在 DRGs 个案管理之外：①主诊断为癌症、性态未明肿瘤患者；②主或次诊断为脏器移植并发症及后续住院患者；③MDC19、MDC20 的精神科患者；④主或次诊断为艾滋病、凝血因子异常、"卫生福利部"公告的罕见疾病患者；⑤生产有合并植入性胎盘、产后大出血或产后血液凝固缺损的患者；⑥住院超过 30 日者；⑦使用体外膜肺氧合的患者；⑧住院安宁疗护患者；⑨使用主动脉内球囊反搏患者；⑩复杂性多重盆腔器官脱垂，须同时施行盆腔多器官重建手术患者①。

其次，锁定：DRGs 个案在住院中的实时监控与管理。DRGs 推动小组进行个案管理与决策的后台信息辅助工具主要有 DRGs 试算工具系统、医疗账务明细系统以及输入完成病历系统。DRGs 试算工具系统的试算结果让医生清楚知道个案实际发生的医疗费用与定额剩余额度，为后续诊疗提供参考；医疗账务明细系统是核对手术医令代码和消耗的材料与申报材料是否符合，一旦有争议应查对账目进行修正，审查参照的是支付定额、支付上限、支付下限、平均住院日、高单价特殊材料、容易被核审的项目、健康保险申报规则等；输入完成病历系统让个案管理师核对病历信息书写、分类、编码的完整性和无误性，及时查漏补缺。后台系统实时监测患者的诊断和处置，并提醒医生其分管患者的当前治疗状况，实时掌握住院中 DRGs 个案状况。目前调研医院由疾病分类编码端的疾分人员承担临床病历记录改善专家的角色与功能，对病历的书写和质量负责，并在患者住院天数即将超过预期住院天数以及住院费用即将超过 DRGs 定额时，通过系统后台提醒和告知患者主治医师，让其考虑优化临床治疗方案，从而在保障患者

---

① 《Tw-DRGs 支付通则 4.0 版》，https：//www.nhi.gov.tw/Content_ List.aspx？n = 8EDDA 02301435720&topn = CA428784F9ED78C9，2017 年 11 月 17 日。

获得医疗品质不变的前提下，尽量缩短住院天数和降低医疗费用。当然，疾分人员每天还要受理医疗费用申报端递交的争议商讨项目，如果发现医疗费用账目清单与医生的诊断处置存在逻辑不符，应立即追回进行修正，并将分析报告反馈给相关医护人员，以便 DRGs 个案管理执行者自我完善和监督。

最后，调整：在 DRGs 个案出院后医生按要求上交出院病历（一般要求医生在患者出院后 3 天以上，也有少数医院要求 7 天内上交），在申报投递前，部门人员会对报表中的关键项目（单价高的、容易被审核的）进行再次审核，如发现异常部分，则形成教案，递交给专科医生进行修正，避免被核扣。由于 DRGs 的疾病分类编码与费用申报是前后呼应且互相影响的，两者都直接关系到医院最后能否获得向健康保险部门申报的医保给付，为了防止工作断裂化，DRGs 个案管理的最后一个端口（疾病分类编码系统汇合端）显得尤为重要。疾分人员依据患者出院病历信息进行编码后，通过电脑后台系统将信息传递到医疗费用申报端，申报端根据编码结合账目，进行费用核算。Tw-DRGs 个案支付定额的计算方法：①实际医疗服务点数在上、下限临界点范围内者，Tw-DRGs 支付定额 = 相对权重（RW）×标准给付额（SPR）×（1 + 基本诊疗加成率 + 儿童加成率 + 山地离岛地区医院加成率）；②实际医疗服务点数低于下限临界点者，应核实申报；③实际医疗服务点数超出上限临界点者，一般情况下计算公式为 Tw-DRGs 支付定额 + （实际医疗服务点数 – 医疗服务点数上限临界点）×80%[1]。医疗费用申报端如发现费用账目明细异常，应再与疾病分类编码端沟通；如发现原先按照 DRGs 个案处理的案件已经超出 DRGs 支付规定范围时，经商议后按照其他支付方式申报。

在 DRGs 领域，我国大陆地区仅开始 DRGs 医保付费试点，但缺

---

[1]　《Tw-DRGs 支付通则 4.0 版》，https：//www. nhi. gov. tw/Content_ List. aspx？n = 8EDDA 02301435720&topn = CA428784F9ED78C9，2017 年 11 月 17 日。

乏具体、直观、可视化的个案管理演示，而我国台湾地区 DRGs 个案管理的实践能为大陆地区 DRGs 的试点和推广带来一些借鉴和启示。具体如下：①服务理念由控制成本走向提升品质：DRGs 是根据资源消耗程度来计算医院（医护人员）合理回报的支付方式，其实质是检视医疗服务提供者是否能够准确识别患者医疗服务需求，是否能够给予最恰当的处置，是否能够以最小的成本消耗获得最佳的服务品质，最终让医疗服务主动回归"以患者为中心"的价值理念。我国台湾地区的医院通过一系列 DRGs 个案管理手段，如推行临床路径，施行标准化作业流程，严格监控住院患者平均住院日、提前出院、出院状况、3 天再急诊、14 天再入院等指标，将医疗成本控制在合理范围的同时，不断提升医疗品质。通过 DRGs 个案全程精细化的管理和照护，引导医疗服务提供者在临床专业判断、操作流程规范、病历书写等方面行为的正向改变。②核心行动者由部门走向全员：DRGs 支付制度将财务风险由保险人转为医院，故医院需要上下齐心协力，各履其职，密切合作，以控制医疗费用并维护医疗品质。在大陆地区，DRGs 支付制度往往由医院几个部门在推动。但是，DRGs 个案管理的本质，是通过全院（临床＋管理＋后勤）成员间的合作、协调与沟通，给患者个体提供精细化服务。因此，实施个案管理模式，必须在院内成立包括医生、护士、医技、管理者、疾分人员、申报人员在内的管理团队，尤其要发挥核心行动者的领导能力和协调能力。建议大陆地区医院在推行 DRGs 个案管理时成立 DRGs 个案管理委员会，由管理医疗业务的副院长牵头，由医务处或护理部组织，以临床科室为主导，本着"以患者为中心"的理念，由医生、护士、个案管理师、药剂师、检验师、疾病分类编码师、申报员、后勤保障人员等共同推动 DRGs 个案管理工作开展。③储备专业技术人员：DRGs 支付制度涉及临床、管理、经济、伦理等方面，除了临床医护人员专业的诊治外，还离不开个案管理师、疾病分类师和健康保险管理师等的全程参与和配合。目前，大陆地区个案管理师还是一个比较新的概念，具有疾病分类编码和医保申报资质的疾病分类师和健康保险管理师仍然空缺，也没有相应的全国层面上培训和考证的学会，应该加快该类人才的培养和储备。④建立全方位的审查机制：DRGs 个案管理的初衷是控制医疗费用不合理上涨，节约健康保险经费。该项制度模式可能存在一些道德风险，诱发一些医疗行为失范，主要表现在产生逆选择行为、出现小病大治或大病小治。台湾健康保险部门建立了一套全方位的审查机制，例如，建立医疗院/所的监控指标，包括出院后再急诊比例、出院后再入院比例等，以观察患者是否被迫提早出院；对提早转院或自动出院个案，会依其住院日数及医院提供的医疗服务是否合理给予不同的支付，等等，以随机抽查和立意审查的方式查看医院的病历资料有无异常。⑤以信息化提升管理效能：病历是 DRGs 个案管理的主要凭据，我国台湾地区医院以电子病历为核心，实现了 DRGs 个案管理全过程的无纸化和一体化。从患者入院、住院到出院，医生、护士、疾分人员、申报人员时刻掌握和共享着患者的病历资料，并通过试算工具系统、医疗账目明细系统以及输入完成病历系统对 DRGs 个案进行连续、动态、系统管理，大大降低了管理成本，提升了管理效能。目前，我国大陆地区医院越来越重视信息化建设在医院管理中的战略地位，大多数医院已经实现了电子病历的全覆盖。但是，病案首页存在着部分项目缺乏明确定义，缺乏规范的诊断及手术操作名词术语等问题。当务之急是要提高病案首页标准化，完善医院信息系统，为 DRGs 开展提供数据支持①。⑥由事后控制转向事前控制：传统的 DRGs 管理大多是由疾分人员和申报人员根据住院患者的出院病历摘要来完成编码和申报，属于典型的事后控制。然而，DRGs 个案管理设计了一套系统和流程，让临床医护人员实时参与 DRGs 个案管理过程。医护人员可以通过住院天数、主/次诊断、处置方案等的调整，影响 DRGs 案件的

---

① 林倩、王冬：《中国台湾 DRGs 支付制度介绍及借鉴》，《中国卫生事业管理》2017 年第 9 期。

分派和支付权重，将医疗费用管控机制由疾分人员和申报人员事后编码申报，转为由临床医护人员事前控管为主、疾分人员和申报人员事后调试为辅的运行模式。建议大陆地区医院应全面实施该信息系统，并结合医生绩效奖金制度来鼓励医生使用。

（2）以"家庭医生签约服务"为抓手，实现社区首诊和分级诊疗。家庭医生签约服务制度是在顶层"健康全覆盖"设计与基层"契约化探索"互动中所形成的规则体系和运行模式的集合，是实现我国"小病进社区，大病进医院"合理就医格局的重要环节。这种"由政府顶层设计，以基层医务人员为主力，以社区为范围，为公众提供可及、综合、连续、适宜的基本医疗卫生服务的制度"自2009年新医改提出后在全国试点推广至今，不同区域和地方大多采用了医患双方签订契约方式来开展差别化尝试，其中有北京市"医联体"模式、上海市"1＋1＋1"模式、福建厦门"三师共治"模式等。近年来，浙江省也陆续开展了家庭医生服务试点探索，取得了一定创新性成果。然而，我国家庭医生签约服务政策发展整体上存在"覆盖率较低、服务水平有限、社会认可度较差"等一系列问题，其实施效果的检视以及制度模式的优化升级依赖于对基层政策响应的密切关注。

在2017年6—9月，课题组以社区为单元，选取了浙江省温州市（鹿城、瓯海、龙湾三个主城区）内已经开展家庭医生签约服务活动的社区卫生服务中心/站，采用多阶段分层随机抽样的方法开展横断面调查。与传统以"社区居民（需方）参与意愿"考量政策运行效果不同，本次调查以"供方的政策响应"为独特视角，锁定基层医务人员进行问卷调查，主要内容包括：医务人员基本信息、家庭医生服务签约状况、政策认知情况、参与签约的意愿、家庭医生签约服务政策推进的制约因素。

在基层医务人员基本情况方面，调查共发放600份问卷，有效回收559份，有效问卷率为93.2%，其中执业（助理）医师253人，注册护士158人，药师53人，技师32人，管理人员、工勤技能人员等

63 人（如表 5 - 2）。另外，所有随机选出的医务人员都是在一位调查人员陪同情况下匿名独自完成问卷，从而打消他们的顾虑，保证了调研内容的真实性。

表 5 - 2   基层医务人员的基本情况（n = 559）

类别	项目	数量（人）	比例（%）
性别	男	288	51.6
	女	271	48.4
年龄	35 岁以下	152	27.2
	35—44 岁	220	39.2
	45—54 岁	103	18.4
	55 岁及以上	84	15.2
学历	初中	0	0
	高中	58	10.3
	大学	447	80.0
	研究生	54	9.7
岗位	执业（助理）医师	253	45.2
	注册护士	158	28.3
	药师	53	9.5
	技师	32	5.7
	其他	63	11.3
工作年限	2 年以下	35	6.3
	2—5 年	111	19.8
	6—10 年	241	43.1
	10 年以上	172	30.8

在基层医务人员供给与社区居民需求的匹配情况方面，家庭医生签约服务政策的最终输出依赖于基层医师群体为社区居民提供可及、优质、连续的健康服务。那么，医师群体的数量、技术乃至服务态度都直接关系到公众健康需求能否得到满足。因而，本调查让基层医务人员自测"数量—技术—态度"三维供给与社区居民需求的匹配情况

（如表5-3）。在基层医务人员的数量方面，认为"完全不能"满足居民需求的占5.2%，"不太能够"的占30.1%，而认为"完全能够"和"比较能够"满足的只有4.6%和16.2%。不少医务人员反映除了日常接诊，家庭医生还要负责居民健康档案的管理、社区健康教育等事项，在人员不足的情况下，连"上厕所、喝口水、打个盹"的时间都比较少；在基层医务人员的技术方面，认为"比较能够"的占26.0%，"不太能够"的占20.2%，超过50%的医务人员认为其技术水平不好不差，一般能够满足居民需求；在基层医务人员服务态度方面，认为服务态度"完全不能"或"不太能够"满足居民需求的分别为0%、7.1%。而绝大多数医务人员表示在日常诊疗过程中对患者看病细致、用时较长，沟通交流较多，态度良好。

表5-3　基层医务人员供给与社区居民需求的匹配情况（n=559）

基层医务人员的数量能否满足居民需求	数量（人）	比例（%）
完全能够	25	4.6
比较能够	90	16.2
一般	245	43.9
不太能够	168	30.1
完全不能	29	5.2
基层医务人员的技术能否 满足居民需求	数量（人）	比例（%）
完全能够	0	0
比较能够	145	26.0
一般	301	53.8
不太能够	113	20.2
完全不能	0	0
基层医务人员的服务态度 能否满足居民需求	数量（人）	比例（%）
完全能够	164	29.4
比较能够	242	43.3
一般	113	20.2
不太能够	40	7.1
完全不能	0	0

在基层医务人员对于家庭医生签约服务政策的响应状况调查方面，只有准确把握家庭医生服务供方的政策响应度，才能为后续政策推进指明方向。基层医务人员对家庭医生签约服务政策响应分布呈现负偏态分布，6.6%的医务人员表示"非常积极"响应，有7.7%的医务人员表示"非常不积极"，只有20.5%的医务人员对政策响应"比较积极"，而占比较高的是对政策响应"比较不积极"（27%）和"一般积极"（38.2%）。

通过对浙江省家庭医生签约服务政策响应状况的调查，发现政策响应存在以下几点制约因素：①顶层与基层缺乏有效衔接。任何一项经得住时代和群众考验的制度或政策都离不开合理和合法两大基石，前者基于规律与科学，后者遵循规则与民意。由于家庭医生签约服务政策基于政治学、管理学、社会学、卫生学等学科，是政府运用公权力自上而下在卫生领域推进的一系列规程和准则，较容易满足合理性。然而由于在政策推进中欠缺对基层民意的主动考量，使得政策走偏或效果大打折扣。虽然自2009年新医改以来，借鉴英国全科医生制度"成本低、效益高、公平性强"的优势，我国政府给出了"将家庭医生制度作为公共产品向全民提供"的政治承诺，鼓励各地区试点探索。作为公共政策领域的"舶来品"，鉴于中西方在政治、经济、社会、文化等方面的差异，加上我国卫生资源配置在城乡、区域、人群之间极不平衡，各地在家庭医生签约服务政策推进中所面临环境、运行条件以及障碍问题都各不相同。然而，这种"摸着石头过河"的中国式医改往往关注自上而下的顶层设计，却忽略了基层自下而上的回应，导致中央与地方之间的互动割裂。由于各地方对政策响应程度不尽相同，家庭医生服务签约率在区域间、城乡间差异化显现，这有悖于"到2020年实现家庭医生签约服务全覆盖"的国家目标。②激励设计不尽合理。"健康守门人"制度能否真正建立，首要是充分调动医务人员的积极性，最大化地体现其劳动价值。缺少确保基层医务人员有动力提供更多有价值服务的激励机制，是家庭医生签约服务可持续推进亟待解决的难点。整体上来看，虽然我国大部分家庭医生试点省（市区）基本都依托财政通过津贴、补助等形式对家庭医生予以一定支持，但这种由卫生和财政主导的行政手段往往缺乏科学合理的发放标准，也难以实现常态化管理，导致对医生的激励机制未能真正建立。③配套政策跟进不及时。实施家庭医生签约服务制度，需要国家和政府全方位的支持，如国家医疗卫生政策、政府的补偿机制、医保支付方式、医务人员绩效考核机制及培养机制等，目前政府和相关部门对建立和实施家庭医生签约服务制度重视有余，但支持力度不够，相关的配套政策不到位，只有宏观上的指导性建议，没有具体的实施办法。给家庭医生签约服务制度的健康发展带来诸多阻碍，打击了有志于此项制度改革的工作人员的积极性，也影响居民对家庭医生签约服务制度的信任感，因此制定家庭医生制度的配套政策时应综合考虑多方因素，注重多部门、多学科协作。④家庭医生团队先天发育不足。公众对家庭医生签约服务政策的疑虑往往在于基层技术的薄弱，而问题的关键是充足且优质家庭医生服务团队的缺失。目前基层卫生人才队伍普遍存在人员数量严重不足、素质不高、人才流失严重、结构不合理等先天发育不足问题。随着家庭医生制度在全国铺开，居民签约率不断提升，目前基层医务人员（尤其是家庭医生）数量供给却无法满足需求。我国全科医生需要经过 5 年的专业理论学习和 3 年的临床学习才能够取得执业资格，培养的时间很长，所以数量有限，导致很多社区医疗卫生服务机构甚至没有具有相关资质的全科医生。在调查中发现，不少在岗基层医务人员因为超负荷工作而表现出一定的职业倦怠。同时，基层医务人员学历结构中以大学（80%）为主，而具有研究生学历的仅占 9.7%。仍有 10.3% 的高中学历，整体学历水平不高且参差不齐。虽然各级政府加大了全科医生的培训力度，但培训内容与社会需求不能较好对接，培训质量离全科医生标准还有一定差距。①

---

① 王妮妮、顾亚明、柳利红等：《浙江省家庭医生签约服务现状及对策》，《卫生经济研究》2015 年第 3 期。

　　基于以上几点问题思考，提出家庭医生签约服务政策积极响应的优化策略：①以"先验决策"提升政策响应的可预见性。所谓先验决策，即在一种未知环境中，利用已有知识和经验，预估和推理未颁布政策在执行过程中的合理性、合法性和可行性，以及实施后基层的可接受性，以避免政策初期的盲目性，提升决策的科学性。具体可以运用管理科学的决策树、工商管理的沙盘演习，甚至模拟一个小型仿真社区，跟踪考察社区内家庭医生签约服务过程中医务人员的日常心理和行为表现、医患互动关系等，以此对政策在实施中可能出现的问题进行前瞻性预见和防范。②以"过程控制"提升政策响应的无误性。"过程控制"即纠正家庭医生签约服务政策现场实施中与既定目标偏离的差错。根据"政府主导、部门参与、多方助力"原则，在每个片区设置一个由家庭医生、公众和社区志愿者三方代表共同组成的第三方监督部门，定期巡查、监督和指导家庭医生服务活动，确保其按政策目标和章程进行，一旦发现问题及时上报和处理。另外，应采取新闻广播、社区讲座、微信、App、卫生橱窗、传单手册、短视频等形式让基层医务人员和居民实时掌握政策运行现状、效果以及未来走向，强化对家庭医生签约服务政策的知晓、参与和接受。同时，做好基层信息的收集和反馈工作，及时了解基层对改革的认知和态度，通过上下双向互动，尽可能消解因基层消极响应而引致的政策走偏。③以"软硬兼施"提升政策响应的可行能力。配套硬件和制度软件的及时跟进是基层医务人员积极响应政策的前置条件。家庭医生提供服务离不开"设备齐全、功能齐全、服务全面、方便可及"的标准化社区卫生服务中心/站，整合城区内如社区生活服务中心、社区文化中心等已有资源，布展便捷、可及的"15分钟服务圈"；依托分级诊疗体系搭建面向家庭医生服务团队及管理者的信息管理平台，实现区域内诊断、信息、检验共享，提升区域间医疗服务协同的信息化水平。基于以上几点硬环境建设，提升家庭医生服务的便捷优势、公众知晓率、资源利用度。另一方面，制度建设主要侧重以下两点：第一，建立常态化、动态化、长效化的财政补偿机制。对开展家庭医生签约服务所需要的资金、房屋、管理、人员等基础性项目给予足额与稳定的财政投入，拓展筹资渠道，补助基层卫生服务机构因诊疗费减免、药品零差率等优惠政策引发的亏损；第二，建立规范、长效的家庭医生培养机制推进家庭责任医生"5＋3"全科医生规范化培养模式，探索上下级医疗机构间"进得来、走得去"的人才流动性教学模式，按需让优质医师资源下沉基层进行1—2年转岗培训来弥补短期内基层在岗执业（助理）医师不足问题，还需要配合多点执业政策，让医师与第一执业地点和拟多点执业的医疗机构分别签订聘用协议，从而打破医疗市场板结化、促进医师资源供给基层需要。④以"内外并重"提升政策响应的内驱力。基层医务人员既是改革主力军，也可能成为主要障碍，提升政策响应度的内核在于关注其自我价值认同和执业荣誉感。依据双因素理论，保健因素和激励因素是影响人的行为需要的两种因素。①以收入、福利、工作条件和人际关系为代表的保健因素的提升能够防止医务人员对工作的不满意；针对医务人员普遍反映的薪资待遇低的问题，可借鉴英国全科医生服务"按人头预付为主，辅以质量结果支付"考核式支付制度。②鼓励有条件的地区探索实施特殊签约人群按年人头付费的家庭医生激励机制。如慢性病患者在自愿的原则上自由选择与某个家庭医生团队签约，基层医疗卫生机构将该年度属于居民的部分基本公共卫生费用划拨到签约的家庭医生团队名下并由其全权负责，年终时根据服务效果、社会效益、健康结果考核绩效由患者选择是否续约；同时，以工作晋升空间、职业荣誉感和信任度为典型的激励因素的改进会激发医务人员的工作热情和提升满意度。将全科医生职业发展生涯规划明晰化，制定落实全科医生在薪酬、社会保障、

---

① 吴琳榕：《基于双因素理论的医务人员满意度分析》，《中国肿瘤》2013年第2期。

② 张菀航、高妍蕊：《基层医改需打破层级结构，建立竞争性家庭医生制度》，《中国发展观察》2016年第10期。

职称评定、岗位编制等方面的优惠政策，拓展全科医生的职业晋升空间和岗位吸引力，稳定家庭责任医生队伍，减少人员流失。尤为重要的是，从重塑家庭医生的职业荣誉感维度激发基层医务人员积极响应政策。扭转部分基层医务人员认为家庭医生"技术水平差、社会地位低、社会贡献力小"的刻板印象，需要通过团队宣传、教育和必要的心理疏导让其认识到家庭医生应在社区提供"六位一体"服务，在公众日常健康维护中扮演"诊疗师、康复师、咨询师、管理师"的重要角色，进而提升其自我价值认同和职业荣誉感。

（3）医疗保险跨区域结算方式实施，提升医疗资源使用率。随着我国经济社会加快发展，地区之间的交互日趋频繁，外来流动人口日益增多，异地就医人员的需求不断增长。由于现行基本医疗保险制度存在制度性分割，异地就医服务管理政策、方式和技术支持方面都不完善，造成医保经办机构管理和异地就医公众需求的矛盾十分突出。借鉴国际经验，欧盟方面主要是由包括欧洲议会、欧盟委员会以及欧洲法院等在内的组织共同承担跨国异地就医管理和协调事务。我国在短期内，医疗保险关系转移接续问题还不能得到解决，初级阶段只能是探索建立参保地与就医地间的协作机制。在实行初期，参保地医疗保险经办机构原则上可通过邮政汇款的方式对居住在外省市的人员、长期外派异地工作的人员及符合条件办理转外地就医的人员进行费用支付，或者委托就医地医保经办机构通过简化手续，减少报销等待时间等来提高服务质量和效率。此外，加大政策引导宣传，多方面、多渠道地让就医人员了解相关政策规定。如在医保经办机构设立宣传资料栏，面向异地就医人员开展知识政策讲座。

（4）扩大医保定点机构，支持社会办医发展。为了形成医疗服务体系内部的竞争机制，不断提升医疗服务质量，提高医疗服务效率，进一步开放医疗服务市场，引导社会资本进入医疗服务市场，促进社会办医格局加快形成。通过将社会办医疗机构纳入到医保定点政策框架中，使得该类医疗机构与公立医院享有同等的扶持政策，营造出以

"医疗服务质量"为竞争中心的公平的医疗服务市场，从而使公立医院改进管理方式和运作模式，不断提升服务质量。

（5）建立医保谈判机制。谈判机制是市场经济体制下两个主体之间的一种有效的交易方式。何平指出医保谈判机制一般应包括3个支撑点，一是主体之间的平等地位；二是要有确定的交易规则；三是执行谈判结果的信用。① 当前，探索建立医疗保险谈判机制需要在如下几方面进行积极努力。一是明确谈判内容。作为医疗服务的购买方和提供方，双方谈判的核心内容是付费方式及其标准。谈判的最终目的是就付费方式和标准达成一致，并写入共同协议之中。二是理清谈判主体的角色定位。医疗保险谈判的主体是医保经办机构与医疗机构、药品和医用材料供应商。何平认为，作为谈判主体之一，医保经办机构需要从行政化的管理者转变为服务购买者，将维护参保人的利益、争取质优价廉的医疗服务作为工作的主要目标，利用协商谈判手段而非行政化的强制、管控手段来处理与医疗服务供方的关系。② 三是促成谈判的关键因素。一方面保证医疗服务和医疗保险的信息公开，为制定科学、合理的付费方式和标准提供基础信息支持；另一方面运用信息数据进行付费方式和标准的测评考量，为付费谈判提供强有力的技术和服务支持。四是推进政府各部门的协作。由于谈判过程中牵涉医疗服务、药品的准入和定价的管理职权，卫生、发改委、药监等部门应该以付费方式和标准为核心积极参与、协调、配合和合作。

（6）扩大医保所覆盖的基本医疗卫生服务报销范围。根据经济社会发展水平以及国家财力，逐步扩大基本医疗卫生服务报销范围，减轻公众就医个人经济负担。界定基本医疗卫生服务范围，扩大医保部分支付诊疗项目范围。尤其是扩大基层医疗卫生服务报销范围，增加

---

① 何平：《积极探索建立医保谈判机制》，《中国医疗保险》2009 年第 12 期。
② 何平：《积极探索建立医保谈判机制》，《中国医疗保险》2009 年第 12 期。

纳入基本医保支付范围的社区卫生服务项目。针对社区卫生服务具有六位一体的功能特殊性，医保在支付项目上扩大到保障健康。通过临床、物价、卫生等各部门专家论证以及听取公众建议，在社区卫生提供的非基本医疗服务项目进行系统筛查后，最后增加或删减纳入基本医保支付范围的服务。

（二）医保与医药的联动机制

推进基本药物制度的过程中应重视与医保制度联动和衔接。联动需要基本药物制度做好与医保制度的衔接，即依据经济社会发展水平和公共财政能力决定增补药物的报销比例，制定明确的报销办法，以医保制度巩固基本药物制度在医疗机构（尤其是基层）运行。

（1）建立医疗保险经办机构与医疗机构、药品供应商"三方谈判"机制，降低虚高药价。医疗保险经办机构对医疗机构与药品供应该有一定的主动规范权，同时又是公众利益的代表。因此，医疗保险经办机构应该积极地建立有效的谈判机制，发挥对药品费用的制约作用，推进基本药物的合理使用，并确保患者得到质优价廉的药品。

（2）建立合理用药的监督和激励机制。医疗保险机构应当从对委托人（社会公众）负责的角度，对医疗机构和医师的医疗行为进行长期有效的监管和激励。不排除配置专门的监督人员，参与对医师的评价或绩效考核工作，甚至可以在制度框架下选择并签约"合适的医疗机构和医师"。

（3）逐步扩大基本医疗保险药物目录，让公众享受到更多基本药物报销福利。调整和扩大基本医疗保险的根本目的是满足公众基本医疗卫生服务的需求，保障公众的身体健康。随着经济社会不断发展以及公众健康需求的提升，需要不断调整基本药物目录，并衔接好医保药品报销目录。在保障基本药物及时供应的同时，以医保报销手段降低药品对公众的经济负担。

（4）完善医保支付方式改革。医保支付方式的改革对改变患者就医习惯和对基层医疗机构的收入水平能产生直接的影响。首先，要将国家基本药物和省增补药品全部纳入基本医疗保险支付范围，并适当提高基本药物在基层医疗机构的补偿水平。其次，加快推进各种基本医疗保险信息化建设，缩短医保机构与医疗机构费用结算的时间。

（5）提高社会对基本药物认知度。医疗保险机构作为医药付费第三方，一是要加大基本药物的宣传力度和对医务人员的培训工作。二是要通过发布公益广告、进社区宣传教育等方式，使广大群众对基本药物有充分的认识，从而使得医患双方实现良好的配合。

（三）医疗与医药的联动机制

目前，我国医疗机构还处在"以药养医"的大环境下，普遍放权给医院将药品加价后销售给公众，以药品的高利润拉动医院的经济效益，维持医院的正常运转，其结果是虚高的药品价格最终影响了公众获得基本医疗服务的可负担性。基本药物制度的实施要与公立医疗机构综合改革的各项措施紧密配合，破除"以药养医"机制。

（1）补偿机制及时到位，理顺医疗服务价格。目前，公立医院的药品收入占业务收入比例平均在40%左右。李卫平指出，今后的改革方向是要通过降低药品收入控制不合理用药，这就需要解决公立医院的补偿问题。① 公立医院补偿无非是财政补偿和价格补偿两条途径。公立医院的收入主要是来自政府投入、医疗保险支付和公众自付费用三大渠道。鉴于社会医疗保险支付是按照价格支付，在我国基本医疗保险制度覆盖率和报销比例逐步提高的条件下，应逐步调整医疗服务收费标准，降低药品价格，适当提高医疗技术劳务价格，理顺医疗服务价格体系。

（2）规范基本药物采购机制，降低采购价格。目前药品价格虚高的主要原因是流通环节过多、回扣严重。实行药品零差率销售并不能有效解决药品价格虚高和医生收回扣开"大处方""高价药"的问题。

---

① 李卫平：《公立医院改革要从五方面着手》，《中国卫生经济》2010 年第 1 期。

因此，改革规范药品和耗材采购机制非常必要。在药品和耗材采购中，应严格按照"为用而购、去除灰色、价格真实"的原则，实行"一品两规""两票制""药品采购院长负责制"。根据各家医院上报所需药品的通用名确定统一的药品采购目录，个别病种需用药超出采购目录的，采用采购备案制。此外，实行药品价格动态调节机制。随着市场行情变化，如有价格更合理的企业，将适时对现有的供货制药企业进行调整。通过以上综合性举措，挤压药品和耗材流通环节中产生的价格水分，促进药品价格回归合理，从根源上消解药品"回扣"和"寻租"等问题。

（3）差别化的收入分配制度，调动医务人员积极性。推行医生的绩效工作制，将医生的收入与多劳多得和优绩优酬挂钩，从而减轻对控制药价来增收的依赖。在条件成熟的地区，可借鉴福建省三明市公立医院改革经验，在公立医院实行院长年薪制，通过合同聘用的方式，确立年薪待遇标准，由财政全额负担，强化院长代表政府履行医院管理责任。医务人员年薪所需资金由医院负担，使医务人员收入阳光化、合法化。同时，为了防止医院滥发薪酬，盲目追求高收入，需要对公立医院工资总额予以控制，核定工资总额与医院的业务量挂钩，体现绩效；另一方面，业务收入分配需要与院长的考核结果挂钩，使院长的考核责任变成全院员工的共同责任，推进全体员工自觉主动参与到医院管理事务中。

（4）监管机制：规范医疗行为，抑制不合理用药。其一是要严格控制医疗过程中的"大处方"，严格控制人均次门诊费用和住院患者医药费用，分别对各医院门诊人次费用和住院次均费用进行控制；其二是严格控制医师处方权限，明确普通门诊一次处方的限量，防止医生为拿回扣而开"大处方"；其三是严格控制抗菌药物使用，执行抗菌药物分级管理制度，二级以上医疗机构每月必须将抗菌药物用药量前10名的品规及其开具医生在院务公开栏公布，对连续三个月排名在前三名的抗菌药物给予暂停使用处理，对责任医生进行诫勉谈话；其四是严格控制大检查，要求二级以上医院大型设备检查阳性率控制在一定限值内；其五是建立医务人员安全预防制度，对接受行贿的医务人员，视情节轻重，暂停或吊销其执业资格证，对有医务人员接受行贿的医保定点医疗机构，暂停财政拨款。

结　论

　　健康作为人全面发展的基础，既是经济发展和社会进步的根本目标，也体现了国家责任和政治使命。因而，基本医疗卫生制度改革的基本立场在于实现公众获得基本健康权利的自由平等，使得每一位社会成员公平地享受可及、低廉、优质、有效、安全的基本医疗卫生服务。在制度设计过程中要消除不同社会阶层或身份等级差异，弥合制度"割裂化"发展，推进"三医联动"改革，同步实现健康的起点公平、机会公平、过程公平，尽量缩小人群之间健康结果差异，这是促进城乡经济社会协调发展和经济社会一体化格局，彰显"立党为公""执政为民"的治国理念与社会主义国家的优越性的必然选择。我国现行的基本医疗服务提供体系、基本药物供应保障体系和基本医疗保险体系的建立与发展，基本上已经形成了覆盖城乡居民的基本医疗卫生体系的制度框架，但这并不意味着公众就能够公平地获得所需的基本医疗卫生服务。现实中，我国基本医疗卫生制度运行中仍然存在一些不足，阻碍了公众公平且充分地享有基本健康权利。就基本医疗卫生制度结构性问题而言，我国城乡之间、区域之间卫生资源配置不均衡，导致人群之间卫生资源可及性和利用率存在较大差异；在服务结构上，目前尚未形成分工合作的基本医疗服务提供体系，基层医疗机构服务能力不足，大量患者涌向大医院，造成公众获得基本医疗卫生服务的可及性较差，加重了"看病难"问题。同时，由于国家公共财政在卫生投入上不足、个人支出在公共筹资结构中比例过高、公立医院"以药养医"逐利机制的运行等弊端恶化了"看病贵"问题；在利益结构上，现行的基本医疗服务提供体系、基本药物供应保障体系和基本医疗保险体系各自为政，单兵突进，造成不同制度间利益难以均衡。虽然当前我国基本医疗卫生制度已经确立了"保基本、强基层、建机制"的改革方向，然而基本医疗服务提供体系、基本药物供应保障体系和基本医疗保险体系在改革中对自身阶段性任务仍不明确，与改革整体方向不匹配；政府主导不足带来了公益性缺失，以及市场作用欠佳引致资源配置低效；公立医院的公益性和积极性难以平衡；条块分割的行政管理体制导致制度运行缺乏组织保障；此外，现有的职工医保、居民医保和新农合已经形成了基本医疗保险制度的全覆盖。然而，职工医保、居民医保和新农合分别在筹资结构、保障水平和服务能力等方面存在差异，进而影响了公众在改革收益程度上的不公平。以上种种问题的客观存在阻滞了公众公平地享有基本健康权利，有悖于卫生正义理念。

在国内"三医联动"模式的比较方面，上海市松江区的"整体统筹、协同推进"模式、安徽省"保基本、强基层、建机制"模式、福建省三明市"公立医院综合改革"和山东省潍坊市"三位一体"模式的探索为深化基本医疗卫生制度改革提供了地方经验。从中明确了强化基本医疗服务提供体系、基本药物供应保障体系和基本医疗保险体系之间的联动改革是消解基本医疗卫生制度"割裂化"发展的必然趋势；同时，政府主导制度创新，发挥医保第三方监督作用，强化基层医疗服务体系"健康守门人"作用，提供人、财、物和信息等资源作为制度可持续发展保障都是制度深化改革必不可少的因素。

面对日益复杂的卫生保健制度以及我国历史上基本医疗卫生制度发展"割裂化"所带来的路径锁定，有必要对"三医联动"推进基本医疗卫生制度改革作出充分的学理分析。因而，提出对现有基本医疗卫生制度结构性整合的必然性、可行性和合理性分析。在此过程中推论出"三医联动"体现着维护公众基本健康权利的政治性，其推进过程也是一个国家政治制度不断修正完善的过程。应承认目前"割裂化"的制度发展，不仅降低了公众获得健康权利的公平性，也阻碍了医疗、医药和医保通过相互联动发挥"协同效应"的制度优势，这有悖于我国"人人享有基本医疗卫生服务"的医改目标。

不可否认，基本医疗卫生制度改革与历史变迁涉及复杂的利益关系，也面临巨大的挑战与阻碍。鉴于基本医疗卫生制度体系内基本医疗服务提供体系、基本药物供应保障体系和基本医疗保险体系存在天然联系以及社会公众对健康的客观需求，深化基本医疗卫生制度改革势在必行。为了实现卫生正义，需要克服现行制度存在的结构性问题以及具体性问题。通过确立"保基本""促公平""控费用""提效率"的价值目标，把握基本医疗卫生制度深化改革的路径方向；通过构建"政府保基本、市场提效率、社会促公平"的治理新格局，健全基本医疗卫生制度体系，以及提供人、财、信息、法制等必要保障来确立卫生正义的理念指引；主张以政府导向、整体统筹、利益均衡和渐进发展来完善基本医疗卫生制度深入改革的治理结构；通过明晰政府的应尽职责、推进行政管理体制改革以及优化"三医联动"机制来保证卫生公正的框架建构，以期实现"人人享有基本医疗卫生服务"的医改目标，做到夙愿与现实要求的高度统一。

本书的创新之处是在前人研究的基础上通过对理论基础的贯穿融合到对基本医疗卫生制度的深入研究，采取理论分析与实证分析相结合，兼顾国内比较的方法，立足于中国国情的探索，对包括制度发展演变、制度存在问题、问题形成的根源，制度结构性整合必然性、可行性和合理性的分析，进而构思出制度深入改革的可行路径。本书对我国基本医疗卫生制度进行了较为完整的研究，以期为我国基本医疗卫生制度的长远发展以及社会保障制度的深入改革提供决策参考。当然，本书尚存在一些不足之处。基本医疗卫生制度涉及政治学、哲学、经济学、社会学乃至临床医学等多学科领域，本书对于相关理论的把握和拓展还有待加强；另外，限于篇幅以及"看病难、看病贵"的主题，并未对基本医疗卫生制度体系内具有"成本小、效益高"优势的公共卫生服务体系作介绍和剖析。书中的不足之处恳请各位专家和前辈批评指正，笔者一定会在后续学习工作中补充完善。

参考文献

阿尔蒙德·鲍威尔：《比较政治学：体系，过程和政策》，译文出版社1987年版。

阿马蒂亚·森：《以自由看待发展》，任赜、于真译，中国人民大学出版社2002年版。

阿瑟、奥肯、王奔洲：《平等与效率：重大的抉择》，华夏出版社1987年版。

安徽农网：《全力破解"看病难""看病贵"——我省深化医药卫生体制改革综述》，http://news.wugu.com.cn/article/20150210/479071.html，2016年3月1日。

柏雪：《新型农村合作医疗纳入全民基本医疗保险的路径研究——以广东东莞、江苏昆山等为例》，硕士学位论文，苏州大学，2012年。

布坎南：《制度契约与自由——政治经济学家的视角》，王金良译，中国社会科学出版社2013年版。

布坎南：《自由市场和国家》，北京经济学院出版社1988年版。

财新网：《中共十八届五中全会公报（全文）》，http://www.caixin.com/2015-10-29/100867990_all.html#page2，2016年3月1日。

蔡立辉：《分层次、多元化、竞争式提供医疗卫生服务的公共管理改革及分析》，《政治学研究》2009年第6期。

曹欣、李梦华、安学娟等：《我国基本药物制度实施现状分析》，

《医学与社会》2015 年第 2 期。

陈惠璇、刘翠青、陈伟菊：《台湾医院肿瘤个案管理现状及其启示》，《护士进修杂志》2017 年第 5 期。

陈瑞华：《程序正义理论》，中国法制出版社 2010 年版。

陈振明：《公共管理学：转轨时期我国政府管理的理论与实践》，中国人民大学出版社 1999 年版。

程晓明等：《医疗保险学》，复旦大学出版社 2010 年版。

仇雨临：《全民医保公共服务体系建设构想》，《中国医疗保险》2012 年第 7 期。

仇雨临：《医保支付发挥作用与否取决于供给侧改革的落实》，《中国医疗保险》2017 年第 11 期。

崔娅玲：《批判与回应：关于罗尔斯正义理论的大论证探析》，硕士学位论文，湖南师范大学，2007 年。

代兴：《公正伦理与制度道德》，人民出版社 2003 年版。

戴维、菲尼：《制度安排的需求与供给》，商务印书馆 1992 年版。

丁淑娟：《基本医疗服务的界定与政府责任——兼评"把基本医疗卫生制度作为公共产品向全民提供"》，《广西经济管理干部学院学报》2009 年第 4 期。

东方财富网：《"三医联动"首次被写入政府工作报告》，http：//mt. sohu. com/20160307/n439596162. shtml，2016 年 3 月 1 日。

董维真：《公共健康学》，中国人民大学出版社 2009 年版。

杜乐勋：《中国医疗卫生产业发展报告》，社会科学文献出版社 2004 年版。

樊纲：《渐进改革的政治经济学分析》，上海远东出版社 1996 年版。

樊继达：《统筹城乡发展中的基本公共服务均等化》，中国财政经济出版社 2008 年版。

冯国双、郭继志、周春莲：《我国城市社区卫生服务存在的问题及建议》,《中国全科医学》2004 年第 7 期。

符定莹、兰礼吉:《印度、巴西和墨西哥的医疗保障制度及其对我国的启示》,《医学与哲学: 人文社会医学版》2011 年第 10 期。

福建省卫计委网站:《三明实施"三医联动"探索出一条"三明路径"》,http://www.fj.xinhuanet.com/news/2015 – 12/14/c＿ 1117451813.htm,2016 年 2 月 1 日。

高开焰:《安徽省基层医疗机构补偿机制改革现状及分析》,《卫生经济研究》2012 年第 1 期。

高兆明:《制度公正: 变革时期道德失范研究》,上海文艺出版社2001 年版。

葛延风、贡森:《中国医改: 问题·根源·出路》,中国发展出版社 2007 年版。

顾昕:《国际卫生保健体制之综观——比较与借鉴——美国,英国,荷兰,墨西哥》,《当代医学杂志》2007 年第 2 期。

顾昕:《全民医保的新探索》,社会科学文献出版社 2010 年版。

顾昕:《走向全民医保: 中国新医改的战略与战术》,中国劳动社会保障出版社 2008 年版。

郭清:《初级卫生保健是构建和谐社会的卫生公平底线》,《中国初级卫生保健》2006 年第 1 期。

郭赞:《我国城乡卫生资源优化配置问题研究》,博士学位论文,东北师范大学,2011 年。

哈耶克:《自由秩序原理》,邓正来译,生活·读书·新知三联书店 1997 年版。

韩明轩:《基于公共产品理论的我国基本医疗卫生制度的性质分析》,《商》2013 年第 11 期。

韩绥生:《关于公立医院公益性问题的认识与思考》,《中国医院管理》2008 年第 5 期。

韩子荣:《中国城乡卫生服务公平性研究》,中国社会科学出版社

2009 年版。

合肥晚报：《合肥：大病医保支付范围不受病种限制，不设封顶线》，http：//sd. sdnews. com. cn/yw/201511/t20151130_ 2007672. htm，2016 年 3 月 1 日。

何平：《积极探索建立医保谈判机制》，《中国医疗保险》2009 年第 12 期。

［德］赫尔曼·哈肯：《协同学——大自然构成的奥秘》，凌复华译，上海世纪出版集团 2005 年版。

胡鞍钢：《中国：新发展观》，浙江人民出版社 2004 年版。

胡锦涛：《高举中国特色社会主义伟大旗帜　为夺取全面建设小康社会新胜利而奋斗》，《求是》2007 年第 21 期。

胡善联：《"三医联动改革"中的集团利益分析》，《卫生经济研究》2002 年第 11 期。

胡善联：《基本医疗卫生服务的界定研究》，《卫生经济研究》1996 年第 2 期。

胡善联：《建设覆盖城乡居民的基本卫生保健制度的内涵和条件》，《中国卫生经济》2007 年第 7 期。

胡善联、张崖冰、叶露：《国家基本药物制度研究》，《卫生经济研究》2007 年第 1 期。

胡伟：《政府过程》，浙江人民出版社 1998 年版。

黄建洪：《公共理性视野中的当代中国政府能力研究》，中国社会科学出版社 2009 年版。

霍绍周：《系统论》，科学技术文献出版社 1988 年版。

江龙、陈太辉、吴松林等：《推进我国基本医疗卫生服务制度建设的思考》，《中国财政》2015 年第 2 期。

蒋谨慎等：《罗尔斯正义观视角中的医疗公平问题探析》，《医学与社会》2008 年第 8 期。

焦建军、王妍艳：《病例组合指数对基于 DRGs 管理临床科室平均住院日的影响》，《中华医院管理杂志》2017 年第 1 期。

金太军等：《重大公共政策分析》，广东人民出版社 2014 年版。

景天魁：《社会公正理论与政策》，社会科学文献出版社 2004 年版。

拉斯韦尔、昌裕：《政治学：谁得到什么？何时和如何得到？》，商务印书馆 1992 年版。

雷海潮：《实现人人享有基本医疗卫生服务的关键问题探讨》，《卫生经济研究》2008 年第 5 期。

雷海潮、黄佳玮、侯建林：《对中国公共卫生体制建设和有关改革的反思与建议》，《中国发展评论》2005 年第 7 期。

冷明祥等：《强化政府社会职能，解决看病难看病贵》，《中国医院管理》2007 年第 8 期。

李媛媛、卞淑芬、张曼萍：《基本卫生保健制度与初级卫生保健的比较分析》，《中国初级卫生保健》2008 年第 6 期。

李立明：《社会经济发展与公共卫生事业发展的互动作用》，《中国公共卫生》2002 年第 1 期。

李玲：《健康强国：李玲话医改》，北京大学出版社 2010 年版。

李玲：《我国基本医疗卫生制度模式已浮出水面》，《中国卫生》2012 年第 1 期。

李玲等：《公立医院的公益性及其保障措施》，《中国卫生政策研究》2010 年第 5 期。

李玲等：《社区卫生服务及基本卫生服务主要内容探讨》，《卫生经济研究》2004 年第 11 期。

李卫平：《公立医院改革要从五方面着手》，《中国卫生经济》2010 年第 1 期。

李卫平、黄二丹：《公立医院治理的制度选择》，《卫生经济研究》2010 年第 7 期。

厉昌习、薛兴利：《政府建设农村医疗卫生的依据和职责定位》，

《中国卫生经济》2008 年第 12 期。

梁鸿、朱莹、赵德余:《我国现行基本医疗服务界定的弊端及其重新界定的方法与政策》,《中国卫生经济》2005 年第 12 期。

梁万年:《卫生事业管理学》,人民卫生出版社 2007 年版。

林倩、王冬:《中国台湾 DRGs 支付制度介绍及借鉴》,《中国卫生事业管理》2017 年第 9 期。

刘典恩:《卫生资源分配与医疗公平中的政府责任》,《医学与社会》2007 年第 11 期。

刘军民:《中国医改相关政策研究》,经济科学出版社 2012 年版。

刘民权、顾昕、王曲:《健康的价值与健康不平等》,中国人民大学出版社 2010 年版。

刘世良:《医改落实的挑战与展望》,《中国卫生》2017 年第 382 期。

刘晓靖:《阿马蒂亚·森以"权利"和"可行能力"看待贫困思想论析》,《郑州大学学报》(哲学社会科学版)2011 年第 1 期。

刘运国:《初级卫生保健的内涵及其在我国的发展回顾》,《中国卫生经济》2007 年第 7 期。

卢现祥:《西方新制度经济学》,中国发展出版社 2004 年版。

鲁网:《山东按照"三医联动"思路 加快"健康山东"建设》,http://sd.sdnews.com.cn/yw/201511/t20151130_ 2007672.htm,2016 年 3 月 1 日。

罗重谱:《农村基本医疗卫生服务的民间供给与政府责任》,《福州党校学报》2008 年第 1 期。

马安宁:《潍坊市普及基本医疗卫生制度试点框架设计》,《卫生经济研究》2008 年第 12 期。

马安宁等:《潍坊市普及基本医疗卫生制度实验研究的理论成果》,《中国初级卫生保健》2011 年第 1 期。

马琳、杨肖先、郑英:《部分国家基本医疗卫生保健制度比较分析——基于政策执行视角的研究设计初探》,《中国初级卫生保健》2013

年第 9 期。

马孟杰:《浅谈国外财政支持医疗卫生体制及对我国的启示》,《企业导报》2012 年第 13 期。

马强:《公平与效率相统一的资源节约型道路是中国"医改"的基本落脚点》,《中国卫生资源》2009 年第 1 期。

[美] 马斯洛:《马斯洛的人本哲学》,刘烨译,内蒙古文化出版社 2008 年版。

马伟宁:《英国国家卫生制度及其对我国基本医疗卫生制度改革的启示》,硕士学位论文,浙江大学,2009 年。

马蔚姝、张再生:《基于利益制衡的三医联动系统良性循环模型构建》,《西安电子科技大学学报》(社会科学版) 2010 年第 1 期。

马玉琴等:《我国基本卫生保健制度内涵及策略解析》,《医学与社会》2009 年第 10 期。

曼鹿:《中国医改基本上是不成功的》,《慢性病学杂志》2005 年第 8 期。

苗卫军、陶红兵:《对公立医院公益性的内涵及外延的分析》,《医学与社会》2009 年第 4 期。

彭华民等:《西方社会福利理论前沿:论国家、社会、体制与政策》,中国社会出版社 2009 年版。

乔耀章:《政府理论》,苏州大学出版社 2000 年版。

秦晴等:《〈基本医疗卫生保健法〉立法问题探讨》,《医学与社会》2011 年第 6 期。

邱柏生:《论我国卫生资源的合理配置》,硕士学位论文,复旦大学,2005 年。

屈晓远、尹爱田:《基本医疗卫生制度建设的政府责任研究》,《中国卫生经济》2015 年第 7 期。

饶克勤、刘新明:《国际医疗卫生体制改革与中国》,中国协和医科大学出版社 2007 年版。

任苒、黄志强：《中国医疗保障制度发展框架与策略》，经济科学出版社 2009 年版。

史瑞杰、于杰：《论政府正义的提出及其现实意义》，《中国行政管理》2010 年第 9 期。

世界银行：《2004 年世界发展报告：让服务惠及穷人》，中国财政经济出版社 2004 年版。

世界银行：《公平与发展：2006 年世界发展报告》，清华大学出版社 2006 年版。

宋晓梧：《中国社会保障体制改革与发展报告》，中国人民大学出版社 2001 年版。

宋意、龚敏、佘晓佳：《个案管理的基本概念与应用》，《中国护理管理》2011 年第 12 期。

孙学玉：《当代中国民生问题研究》，人民出版社 2010 年版。

唐天伟、陈凤、段文清：《中国基本卫生医疗服务及效率分析》，《江西师范大学学报》（哲学社会科学版）2012 年第 1 期。

汪志强：《冲突与回应：我国基本医疗卫生制度的优化研究》，《湖北行政学院学报》（哲学社会科学版）2010 年第 6 期。

汪志强：《论我国基本医疗卫生服务中存在的问题与对策》，《中南民族大学学报》（人文社会科学版）2010 年第 4 期。

汪志强：《我国基本医疗卫生服务的困境及其纾解》，《湖北民族学院学报》（哲学社会科学版）2010 年第 3 期。

汪志强：《我国基本医疗卫生服务改革的瓶颈与突破》，《中国井冈山干部学院学报》2010 年第 4 期。

王保真：《"病有所医"与基本医疗卫生制度的构建》，《中国卫生资源》2008 年第 1 期。

王保真：《落实基本医疗卫生制度实现"病有所医"目标》，《群言》2009 年第 6 期。

王东进：《回顾与前瞻：中国医疗保险制度改革》，中国社会科学出版社 2008 年版。

王俊华：《当代卫生事务研究——卫生正义论》，科学出版社 2003 年版。

王俊华：《基本医疗卫生服务均等化：差异性社会中公共健康的必然选择》，《苏州大学学报》（哲学社会科学版）2010 年第 6 期。

王妮妮、顾亚明、柳利红等：《浙江省家庭医生签约服务现状及对策》，《卫生经济研究》2015 年第 3 期。

威廉、科克汉姆、Cockerham，W. C.：《医学社会学》，北京大学出版社 2005 年版。

文学国、房志武：《中国医药卫生体制改革报告（2014—2015）》，社会科学文献出版社 2014 年版。

［美］沃尔夫：《市场或政府：权衡两种不完善的选择》，中国发展出版社 1994 年版。

乌日图：《医疗保障制度国际比较》，化学工业出版社 2003 年版。

吴宏超、林玉芬：《我国基础教育公平面临的问题及对策》，《班主任之友》2005 年第 6 期。

吴琳榕：《基于双因素理论的医务人员满意度分析》，《中国肿瘤》2013 年第 2 期。

吴胤歆：《台湾地区 DRGs 实施现状及支付规则的经验与启示》，《中华医院管理杂志》2013 年第 3 期。

武宁：《论基本药物采购中的"双信封"招标制度》，《中国卫生经济》2012 年第 1 期。

徐伟：《国际经验对我国医疗保险费用控制机制的启示》，《世界经济与政治论坛》2010 年第 2 期。

［匈］雅诺什·科尔奈：《转轨中的福利、选择和一致性：东欧国家卫生部门改革》，翁笙和译，中信出版社 2003 年版。

［古希腊］亚里士多德：《政治学》，吴寿彭译，商务印书馆 1965 年版。

杨海芬：《全民医保制度下的基本卫生保健制度构建研究》，硕士学位论文，南京大学，2012 年。

杨伟萍：《医改让公益性彰显》，《财经界》2014 年第 20 期。

［美］伊斯顿：《政治生活的系统分析》，王浦劬等译，华夏出版社 1999 年版。

［日］俞炳匡：《医疗改革的经济学》，中信出版社 2008 年版。

袁久红：《正义与历史实践：当代西方自由主义正义理论批判》，东南大学出版社 2002 年版。

［美］约翰·罗尔斯：《正义论》，何怀宏等译，中国社会科学出版社 1988 年版。

［美］约翰·罗尔斯：《作为公平的正义——正义新论》，姚大志译，上海三联书店 2002 年版。

张江漫、李永芳：《中国基本医疗卫生制度改革的进程、成就与经验》，《社会科学》2018 年第 12 期。

张奎力：《墨西哥农村医疗卫生体制及对我国的启示》，《国外医学：卫生经济分册》2010 年第 2 期。

张立军：《三医联动改革总体设计研究》，博士学位论文，同济大学，2008 年。

张菀航、高妍蕊：《基层医改需打破层级结构，建立竞争性家庭医生制度》，《中国发展观察》2016 年第 10 期。

张小芳：《内蒙古基本医疗卫生服务供给研究》，硕士学位论文，内蒙古大学，2010 年。

张晓静：《潍坊市建立社区就医制度的探讨》，《卫生经济研究》2008 年第 12 期。

张晓阳：《基于社区卫生服务体系的基本卫生保健服务提供研究》，硕士学位论文，南京医科大学，2010 年。

张彦波、张彦丽：《我国医疗卫生事业公平性分析》，《卫生软科学》2005 年第 1 期。

张彦丽：《我国医疗卫生体制改革价值取向反思》，《实事求是》2013 年第 3 期。

张毅斌：《制度变迁中的路径依赖——诺思的制度变迁路径依赖理论》，《财经政法资讯》2001 年第 1 期。

张永梅、李放：《城乡基本医疗卫生服务均等化的综合评价——基于两次国家卫生服务调查数据》，《贵州社会科学》2010 年第 5 期。

张勇、黄海涛：《三医联动之改革政策问题的内部机制研究篇》，《世界临床药物》2003 年第 1 期。

张玉枝、邱台生、刘晓梅等：《个案管理模式之建立与评价》，《荣总护理》1995 年第 4 期。

张毓辉、赵郁馨、万泉等：《政府卫生补助分配公平性研究——受益归属分析》，《中国卫生经济》2003 年第 12 期。

赵福昌：《公民健康权及其制度保障研究》，博士学位论文，山东大学，2013 年。

赵宏、王和平、杨立嵘：《基本卫生保健制度的内涵和意义》，《卫生经济研究》2008 年第 5 期。

赵云：《新三医联动模式》，科学出版社 2015 年版。

郑大喜：《从阿马蒂亚·森的自由发展观看政府保障居民健康权利的责任》，《中国卫生政策研究》2010 年第 2 期。

郑大喜：《医疗保险费用支付方式的比较及其选择》，《中国初级卫生保健》2005 年第 6 期。

郑功成：《社会保障学：理念，制度，实践与思辨》，商务印书馆2000 年版。

郑小华、胡锦梁：《〈基本医疗卫生保健法〉重点问题研究》，《中国科技成果》2015 年第 3 期。

郑英、代涛、李力：《部分国家医疗卫生服务体系规划的经验与启示》，《中国卫生政策研究》2015 年第 5 期。

中华人民共和国统计局编：《2020 中国统计年鉴》，中国统计出版社 2020 年版。

中华人民共和国卫生部：《2008 中国卫生统计年鉴》，中国协和医科大学出版社 2008 年版。

中华人民共和国卫生部：《2011 中国卫生统计年鉴》，中国协和医科大学出版社 2011 年版。

钟裕民：《1949 年以来中国医改决策的基本历程及其评价》，《天府新论》2011 年第 19 期。

周其仁：《病有所医当问谁：医改系列评论》，北京大学出版社 2008 年版。

周寿祺：《人人享有卫生保健不再遥远，更不是"乌托邦"》，《中国农村卫生事业管理》2007 年第 2 期。

朱玲：《政府与农村基本医疗保健保障制度选择》，《中国社会科学》2000 年第 4 期。

朱庆生、莉萍：《安徽医疗改革的发展现状及对全国医疗改革的启示》，《江淮论坛》2014 年第 4 期。

朱幼棣：《大国医改》，世界图书出版公司北京公司 2011 年版。

邹珊刚、李继宗、黄麟雏：《系统思想与方法》，陕西人民出版社 1984 年版。

Alexander, W. , Cappelen, A. W. , Norheim, O. F. , Responsibility, Fairness and Rationing in Health Care, *Health Policy*, 2006, 76 (3).

Berwick, D. M. , Hackbarth, A. D. , Eliminating Waste in US Health Care, *Jama*, 2012, 307 (14).

Braveman, P. , Tarimo, E. , Creese, A. , Equity in Health and Health Care: A WHO/SIDA Initiative, 1996.

Daemmrich, A. , Mohanty, A. , Healthcare Reform in the United States and China: Pharmaceutical Market Implications, *J Pharm Policy Pract*, 2014, 7 (1).

Daemmrich, A. , The Political Economy of Healthcare Reform in China: Negotiating Public and Private, *Springer Plus*, 2013, 2 (1).

Ding, H. , Sun, X. , Chang, W. , A Comparison of Job Satisfaction of Community Health Workers Before and After Local Comprehensive Medical Care Reform: A Typical Field Investigation in Central China, *PloS One*, 2013, 8 (9).

Golechha, M. , Healthcare Agenda for the Indian Government, *The Indian Journal of Medical Research*, 2015, 141 (2).

Hu, S. , Tang, S. , Liu, Y. , Reform of How Health Care is Paid for in China: Challenges and Opportunities, *The Lancet*, 2008, 372 (9652).

Imam, A. , Private Sector in Healthcare in India: Characteristics and Utilization Patterns, *Asian Journal of Research in Social Sciences and Humanities*, 2011, 1 (2).

Jacobs, L. , Skocpol, T. , *Health Care Reform and American Politics: What Everyone Needs to Know*, Oxford University Press, 2015.

Knout Wick Sell, A New Principle of Just Taxation, in R. A. Musgrave & A. T. Peacock, *Classic in Theory of Public Finance*, 1896.

Liu, G. G. , Zhao, Z. , Cai, R. , Equity in Health Care Access to: Assessing the Urban Health Insurance Reform in China, *Social Science & Medicine*, 2002, 55 (10).

Liu, Y. , Hsiao, W. C. , Eggleston, K. , Equity in Health and Health Care: the Chinese Experience, *Social Science & Medicine*, 1999, 49 (10).

Lyatuu, P. M. , *A Project on Enhancement of Community Participation in Community Health Insurance: A Case of Mwananyamala Ward*, Southern New Hampshire University, 2007.

Ma, X. M. , Chen, X. H. , Wang, J. S. , Evolving Healthcare Quality in Top Tertiary General Hospitals in China during the China Healthcare Reform (2010 – 2012) from the Perspective of Inpatient Mortality, *PloS One*, 2015, 10 (12).

Matarelli, S. A. , The Impact of the Rehabilitation Prospective Payment System on Case Management, *Case Manager*, 2001, 12（2）.

Rowland, H. S. , Rowland, B. L. , *Hospital Management: A Guide to Departments*, Ediciones Díaz de Santos, 1984.

Sen, A. , Universal Healthcare: The Affordable Dream, *The Guardian*, 2015, 6.

Wang, C. , Rao, K. , Wu, S. , Health Care in China: Improvement, Challenges, and Reform, *CHEST Journal*, 2013, 143（2）.

Wendt, C. , Agartan, T. I. , Kaminska, M. E. , Social Health Insurance Without Corporate Actors: Changes in Self-regulation in Germany, Poland and Turkey, *Social Science & Medicine*, 2013, 86.

World Health Organization, Equity in Health and Health Care, a WHO/SIDA Initiative, WHO, Geneva, 1996.

Yip, W. , Hsiao, W. , China's Health Care Reform: A Tentative Assessment, *China Economic Review*, 2009, 20（4）.

Zhang, B. , Healthcare Reform: A Microcosm and Exploration of New Public Management in China, Lund University, 2015.

Zhang, L. , Liu, N. , Health Reform and Out-of-pocket Payments: Lessons from China, *Health Policy and Planning*, 2014, 29（2）.

后　记

　　"终于完成了!"当我在键盘上敲下最后一个字时,不禁仰天长啸,发出阵阵五味杂陈的笑声,笑声中流淌着"久旱逢甘露"的喜悦,交织着如释重负的激动,也充斥着"患得患失"的悲伤,以至于笑到最后竟淌出了滚烫的泪花。在电脑桌前我如饥似渴地反复翻阅着我的新作,从最后一页往回翻阅,一页又一页,一字一句都是思想与灵魂的交锋对决。正是这些文字陪伴着我这一年多来的每一个日日夜夜,它们像我创作中憎恶的仇敌又像是甜蜜的恋人。每一次与它们沟通,都是我身心破茧成蝶的蜕变过程。在学理思辨和自我认知反复较量中,它们时而让我困惑、不解、抓狂和沮丧,时而给我希望、喜悦、荣耀和成就感。一年多的时间里,我的体重从 148 斤跌落至 116 斤,专著的创作过程不正是对"若想拥有破茧成蝶时的华丽,就要经受蜕变的痛苦与艰辛"这一句经典的实践检验吗?

　　一页又一页,我继续翻阅着自己的"杰作",竟有一些沾沾自喜,学者光环背后的付出又有几人知晓?长期以来高强度的创作使我的意识再也不能为自己左右,在茶山高教园区湖畔皎洁月光的催眠下,我的思绪开始"彩云追月"般四处游窜,记忆的大门慢慢打开。

　　本书的顺利完成,首先要感谢我的博士生导师苏州大学政治与公共管理学院的葛建一教授。葛教授并不是我考研时第一志愿要报考的老师。在导师与学生双向选择后,最初渴望追随的导师没有选择我,最终阴差阳错地被划拨到现任导师门下，这让当时的我有些许沮丧。然而，在新生导师见面会上，葛教授平易近人地对我说："你的第一志愿不是我，难为你了；既来之则安之，一起努力。"一位导师竟然会那么谦卑地站在学生的立场说出如此暖心的话，太难能可贵了。后来我才得知眼前这位平易近人的葛教授竟是当时的苏州大学副校长以及苏大附属第一医院院长，这样一位大家为人处世竟如此低调、谦和，让我顿时心生敬佩。后来跟随导师求学路上，我发现导师不仅在为人处世上令人称道，在学术造诣以及看待问题上更有自己独到的见解。他胸怀苏州卫生事业发展，号召苏大附一院为苏州医疗卫生托底；他在工作岗位上兢兢业业、一丝不苟；在医院管理领域提出的"一喊就到，两袖清风，三位一体，四海为家"的战略思想被医药界广为效仿。2014年，在导师葛建一教授的支持下，我成功申请到了国家留学基金委的政府公派项目，作为联合培养博士生访学一年。在临行前，他再三语重心长地叮嘱我："要踏踏实实做人做事，诚信第一！"这一句话永远印刻在我心中，成为我今后"立人、立文、立世"的风向标。葛建一教授不仅是我的学术指导导师，也是我的人生导师，更是我最敬重的一位尊长。无论今后学生身在何处，我们的师生情将一生永续。

每每追忆过往，我都会心生感恩之情。因为在求学之路上，有太多人给予我帮助和关爱。这里要郑重感谢政治与公共管理学院所有教授我知识的老师们：金太军教授、乔耀章教授、沈荣华教授、王俊华教授、钮菊生教授、张劲松教授、赵康教授、钱振明教授等，各位教授毫无保留的教导和指点让我受益匪浅；还要感谢教务秘书钱美华老师，您认真的工作态度以及对学生无限的关怀成就了您留在管院学子们心中"最美最可爱的人"之光辉形象。在此，还要非常感谢远在大洋彼岸加州大学戴维斯分校的博士生联合培养导师 Joseph Antognini 教授和刘虹教授在美国一年里对我的悉心指导和关怀，帮助我见识和了解到美国的医疗卫生体系，看到了世界基本医疗卫生制度的多样性和丰富性。还要感谢温州医科大学公共卫生与管理学院的全体教职工们，没有你们一如既往的支持和帮助，就没有我学术道路上的春华秋实。再次叩谢以上各位的关怀之情。

都说"男女搭配，干活不累"，我觉得在合作问题上性别不是主要的，重要的是看跟你并肩作战的人是谁。如果要颁发一个"21世纪感动叶俊最佳人物奖"，非我硕士的同窗陆燕梅同学莫属。你是一个特别善良、有自己想法的人。感恩你在这6年来给予我的每一份帮助，你对我无怨无悔的付出让我感动和敬佩，在此祝愿你在今后的生活中有享用不尽的"面包和牛奶"，这样你就可以去做你真正向往的事业，记得你说要去放羊，这是何等崇高的人生境界啊！

另外，感恩我的表哥陈天宇，谢谢你一直以来对我学业的支持和生活上的帮助。在本书写作过程中，我的情绪几度跌入谷底，幸亏你一次又一次耐心地为我煲制"心灵鸡汤"，我才能支撑到最后。愿你工作、生活和情感处处共赢。

还要感谢陆月华女士，你以"独立落花人"自称，其中有多少道不尽的人生心酸，弟弟能懂。然而，正是每一片花瓣的飘落才能滋养出下一季花期的芬芳，而你今后的人生也一定也会倍加精彩纷呈。感恩您一直以来的支持和关怀，您给予我的阳光雨露，才促成了我今日的茁壮成长。弟弟会用一生去回报姐姐的爱，愿您健康快乐好运常来。

另外，还要感谢柏雪、张莹、樊建花、陆扬和章月芳师姐，吕承文、刘斌、熊威师兄，陈奎、余峰、张海涛师弟，还有张爱静、张琰、黄佳培、郭子涵、张雪梅师妹，你们总能在我困惑时给予我温暖的帮助；还要感谢我的同窗蔡滨、姚虎、杨书房、严晶、孟祥瑞、张贺以及在职的兄长姐姐们。读博时期，我们并肩作战，互相鼓励，正是你们的相伴，才有了如今羽翼渐丰的我。总之，老同学，祝你们鹏程万里。

最后，感谢我的亲人，感念我敬爱的父母亲对我的生育之恩、养育之恩和教导之恩。谢谢温柔的妈妈总是在我沮丧时给我无限的关爱，感谢爸爸这三十年来夜以继日、奔波劳碌操持着这个家，让我在求学路上无后顾之忧。儿子将会用未来的日子来回馈你们的爱。这里，还要感恩我才华横溢的外公李东升先生，自我读研起您对我学业的关心和支持是我锐意进取的不竭动力。

　　此刻，天已渐亮。醒来时发现我伏案睡了一宿，桌上的稿纸湿了一片，嘴角还带着笑。仿佛这一夜经历了时光穿越，这 10 年来发生的点点滴滴恍如昨天，那些可爱的人，那些激情燃烧的岁月陪伴着我至人生的三十而立。此刻，新一天的朝阳已经从东方地平线徐徐升起，扶起书桌上厚厚一叠新作打印稿，"中国基本医疗卫生制度改革研究"硕大的标题映入眼帘。盯着眼前这几个字我沉思了许久，眉宇间浮现出一片愁云，口里不禁脱口而出："难啊！"突然，一缕耀眼的光射进我惺忪的睡眼，是清早的太阳，它光芒微弱却带有极强的生命力。我朝着光线投来的方向望去，只见初升的太阳所投射出的光芒从一缕渐渐地扩张到一束再到一片，最后普照到整片大地，以及大地上的每个角落。此刻，我心中的疑团渐渐散去了。是啊，大国医改难啊，然而公平与正义最终会像那东升的太阳那样排除万难，逐渐强大起来，最终让每一个人感受到温暖，使得每一个人都能够获得健康保障之自由平等权利。我相信并坚信着那一天很快就会到来！

叶　俊

2021 年 3 月 13 日晚于温州